CONSIDÉRATIONS

SUR

LA NATURE ET LE TRAITEMENT

DU

CHOLERA

VERDUN. — IMPRIMERIE DE LALLEMANT
RUE St-PAUL, 6

CONSIDÉRATIONS

SUR

LA NATURE ET LE TRAITEMENT

DU

CHOLÉRA

PAR M. MADIN

MÉDECIN DES ÉPIDÉMIES DE L'ARRONDISSEMENT DE VERDUN, ETC.

CHEVALIER DE LA LÉGION-D'HONNEUR

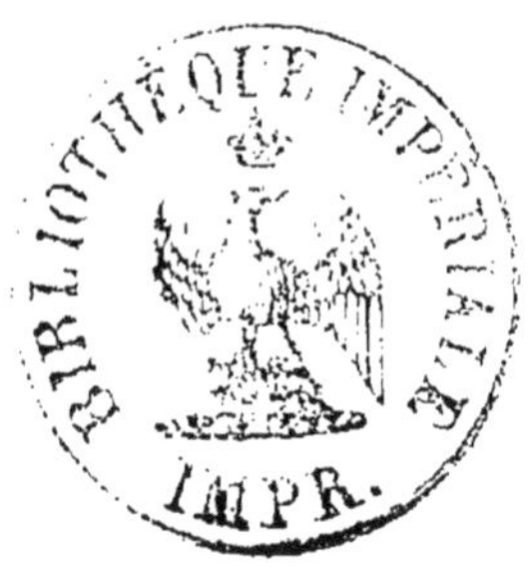

TROISIÈME ÉDITION

REVUE, CORRIGÉE, AUGMENTÉE

ET ACCOMPAGNÉE D'UNE CARTE SUR L'ITINÉRAIRE DE L'ÉPIDÉMIE DE 1849

DANS CET ARRONDISSEMENT

A VERDUN

CHEZ P. BASTIEN, LIBRAIRE

PLACE MAZEL

A BAR-LE-DUC

CHEZ DELAMAIN-DUVAL, LIB.

A STENAY

CHEZ PIERSON, LIBRAIRE

A St-MIHIEL

CHEZ Mlle CASNER

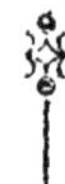

A PARIS

CHEZ J.-B. BAILLIÈRE

LIBRAIRE DE L'ACADÉMIE IMP. DE MÉDECINE

RUE HAUTEFEUILLE, 19

A LONDRES

H. BAILLIÈRE, 219, REGENT-STREET

A NEW-YORK

H. BAILLIÈRE, 290, BROADWAY

A MADRID

CHEZ C. BAILLY-BAILLIÈRE

CALLE DEL PRINCIPE, 11

1854

TABLE

DES MATIÈRES.

ERRATUM.

Page 32, ligne 9, *les astrigents* de *l'opium,* lisez : *les astringents* et *l'opium*.

AVANT-PROPOS.

Placé, pendant toute la durée de l'épidémie de 1849, dans les conditions les plus favorables pour me former une idée exacte de cette redoutable et mystérieuse maladie, à laquelle on a donné le nom de *choléra asiatique*, maladie que j'avais déjà sérieusement étudiée en 1832, je me suis mis à l'œuvre avec ardeur, et la contagion avait à peine disparu de nos contrées que je publiais, dans une brochure d'une cinquantaine de pages, le résultat de mes observations et de mes recherches.

En relisant, dans le calme du cabinet, cet écrit composé avec un peu de précipitation, j'y remarquai des omissions importantes, plusieurs passages obscurs ou qui rendaient mal ma pensée, des erreurs de détail et quelques assertions, les unes trop timidement émises, et d'autres que j'ai cru devoir modifier. Ayant à cœur de combler ces lacunes et de faire disparaître, autant que possible, ces imperfections, je donnai une seconde édition de mon opuscule en octobre 1851.

Depuis cette époque, non-seulement j'ai pris note de tout ce qui s'est publié d'intéressant sur une maladie qui est devenue l'objet de mes préoccupations, mais je n'ai négligé aucune occasion de m'éclairer de l'expérience de ceux de mes confrères du pays, qui, ainsi que moi, se sont trouvés plus particulièrement aux prises avec le fléau. Chargé en outre de recueillir pour le Gouvernement des documents positifs sur les effets de la dernière épidémie dans l'arrondissement de Verdun, je me suis empressé de mettre à profit les recherches nombreuses auxquelles il a fallu me livrer pour répondre à la confiance de l'autorité supérieure.

La plupart des médecins avec lesquels je suis entré en rapport partagent aujourd'hui, je le dis avec une véritable satisfaction, ma manière de voir sur la cause première et la nature du choléra, sur la question de transmissibilité, sur le traitement qu'exige cette affection à l'état de cholérine, c'est-à-dire de diarrhée; et plusieurs d'entre eux ont constaté, sur des individus qui avaient voulu se traiter eux-mêmes instinctivement, des guérisons inespérées, obtenues par la médication que j'emploie contre une attaque de choléra asphyxiant ou confirmé.

Fort de cet assentiment, encouragé d'ailleurs par l'accueil bienveillant fait à mes premiers essais par un des membres les plus distingués de l'Académie Impériale de médecine, il m'a semblé utile, dans les circonstances présentes, d'exposer de nouveau la doctrine que je me suis formée sur le caractère de la maladie asiatique, plutôt d'après ce que j'ai vu ou vérifié moi-même qu'à l'aide de renseignements puisés dans les livres. Je ferai connaître ensuite le traitement que l'observation m'a conduit à adopter. Loin de moi la prétention de le préconiser comme infaillible; je le donne seulement comme préférable aux autres médications proposées ou employées jusqu'à ce jour.

Écrivant non-seulement pour les jeunes médecins qui, au sortir des écoles, n'ont pas toujours des idées bien arrêtées sur la nature du choléra, mais désirant aussi donner aux gens du monde des notions suffisantes sur les moyens préventifs et curatifs qu'exige cette maladie, j'ai revu avec soin et remanié entièrement mon premier travail, en y ajoutant les éclaircissements et les développements nécessaires pour être compris de tous mes lecteurs indistinctement. Ceux d'entre eux qui habitent le pays, ou qui s'occupent d'études statistiques, trouveront dans un appendice spécial des détails, dont je garantis l'exactitude, sur la marche et les résultats de l'épidémie de 1849 dans le quatrième arrondissement de la Meuse.

Verdun, 1er juin 1854.

CONSIDÉRATIONS

SUR

LA NATURE ET LE TRAITEMENT

DU

CHOLÉRA.

PRÉCIS HISTORIQUE.

Des savants ont conjecturé que le choléra asiatique n'était rien autre chose que la fameuse peste noire qui, s'il fallait en croire certains historiens, fit périr les deux tiers des hommes en Europe vers le milieu du XIVe siècle. Comme la peste dont il s'agit était caractérisée par des bubons, des pétéchies et des hémorrhagies promptement mortelles, accidents qui n'ont rien de commun avec le choléra, cette opinion ne saurait être admise.

D'autres érudits ont prétendu que cette maladie nous était connue depuis fort longtemps; que Bontius, notamment, l'avait décrite en 1642. C'est encore une erreur. Il suffit de jeter, sans prévention, un coup-d'œil sur le chapitre VI, livre III, de l'ouvrage du célèbre praticien hollandais pour se convaincre que le choléra dont il parle est bien distinct de l'affection épidémique à laquelle on s'est avisé de donner le même nom et que nous devons considérer comme nouvelle, puisque nous n'en avions jamais entendu parler, lorsque son existence nous fut révélée, il n'y a guère plus de trente-six ans, par les médecins européens établis aux Indes orientales.

Personne n'ignore que le fléau qui nous occupe a pris naissance dans ces contrées brûlantes; on dit même que, semblable à la peste, qui passe pour être endémique dans la Basse-Égypte, il existe constamment dans le delta du Gange où il acquiert, à l'époque des fortes chaleurs, une malignité insolite.

On se perd en conjectures sur les causes qui ont déterminé l'explosion de cette maladie, et on l'a généralement attribuée au concours de plusieurs circonstances connues pour exercer une influence fâcheuse sur la santé des hommes, telles que les effluves paludéennes, l'ardeur du climat, l'humidité d'un sol d'alluvion, la densité et la misère des populations, une nourriture insuffisante et malsaine, enfin la stagnation de l'air dans des habitations basses, étroites et malpropres. Mais il a été objecté, non sans raison, que ces divers motifs d'insalubrité existaient de temps immémorial aux embouchures du Gange, et que cependant le mal était d'origine toute récente. Une profonde obscurité règne donc encore sur les causes premières qui ont produit le nouvel élément morbide qui ne nous est malheureusement que trop connu par ses effets désastreux.

Quoi qu'il en soit de son étiologie, la maladie pestilentielle du XIXe siècle éclata inopinément en 1817, dans les environs de Calcutta, où elle ne tarda pas à pénétrer. Après avoir décimé cette cité populeuse, elle se répandit dans l'Hindoustan, et, s'irradiant en divers sens, porta la désolation dans l'Asie méridionale et les grands archipels qui en dépendent. Elle fit même deux irruptions momentanées, l'une en Afrique (îles de France et de Bourbon, 1819), l'autre en Europe (Astrakhan, 1823). Cependant, jusqu'en 1829, la contagion paraissait vouloir se borner à l'Asie ; mais, à cette époque, elle franchit définitivement les monts Ourals, atteignit Moscou l'année suivante, se propagea dans l'Empire russe, la Pologne et sur les bords de la Baltique, d'où elle passa en Angleterre. Enfin, elle arriva à Paris dans les derniers jours de mars 1832, et envahit bientôt un grand nombre de nos départements parmi lesquels il faut compter celui de la Meuse.

Il y avait lieu d'espérer que, semblable à ces grandes épidémies qui ne se manifestent qu'à des intervalles tellement rares que, si l'histoire en conserve la mémoire, plusieurs générations s'écoulent sans qu'on les voie reparaître, le choléra s'était éloigné de nous pour toujours. Cette prévision ne s'est pas réalisée. Après avoir fait le tour du globe, le fléau dévastateur, reprenant son premier itinéraire, est venu de nouveau visiter la France en 1849 et lui enlever

75,000 habitants. Sur ce nombre, les deux arrondissements du nord de la Meuse, celui de Verdun en particulier, ont fourni en quelques mois un contingent considérable de victimes.

Cette réapparition du choléra qui, au moment où j'écris, tente pour la troisième fois d'envahir nos contrées, n'est que trop significative. Résignons-nous donc à reconnaître que, comme la variole dont l'origine aussi est exotique, l'affection asiatique, devenue cosmopolite, nous affligera de temps à autre de sa redoutable présence.

ÉTYMOLOGIE. — DÉNOMINATION.

On trouve dans presque tous les traités de médecine, anciens et modernes, la description d'une maladie connue, de temps immémorial, sous le nom de choléra, ou de *biliaire*, du mot grec χολή, bile, de même que nous disons aujourd'hui, dans un sens absolu, la miliaire pour la fièvre miliaire, l'urticaire pour l'éruption ortiée. Ce choléra, appelé quelquefois aussi choléra-morbus, est en effet une maladie caractérisée par des évacuations excessives, par haut et par bas, de matières bilieuses.

Comme le vomissement et la diarrhée existent aussi à un haut degré dans l'affection épidémique qui s'est produite récemment sur les bords du Gange, la plupart des médecins européens, sans tenir compte d'accidents bien autrement graves et tellement insolites qu'ils auraient dû en être frappés, crurent que la maladie qu'ils observaient pour la première fois n'était qu'une variété de celle décrite par les auteurs, et ne trouvèrent rien de mieux que de lui donner un nom qui déjà leur était familier.

Il y eut donc un choléra indigène et un choléra indien. Il arriva même trop souvent que l'on confondit ces deux affections, d'une nature pourtant bien différente, ainsi que je ne tarderai pas à le prouver. Je me bornerai pour le moment à faire remarquer qu'on ne trouve pas de bile dans les matières que rejettent les personnes attaquées par la maladie asiatique, et qu'en conséquence le nom que l'on a cru devoir appliquer à celle-ci, et qui entraîne nécessairement l'idée d'un débordement bilieux, est non-seulement contraire à l'étymologie, mais tout-à-fait impropre. Faut-il, pour ce motif, comme quelques-uns l'ont fait, débaptiser la maladie qui nous vient de l'Inde pour lui forger quelque autre nom d'une étrange barbarie, tel que *indoloiosie, angibromorrhée indoloiosique*? Non sans doute; la synonymie nosologique n'est déjà que trop surchargée. En toutes choses, d'ailleurs, il suffit de s'entendre. Conservons donc à la maladie nouvelle, et abstraction faite de sa signification étymologique, le nom qu'on lui a donné mal à propos.

Pour le distinguer de son homonyme, le choléra *nouveau* a reçu diverses épithètes tirées, soit du lieu de son origine, soit de sa nature présumée, soit enfin de son mode d'action et de propagation. Ainsi, on l'a appelé indien, asiatique, spasmodique, nerveux, épidémique et pestilentiel. On le désigne plus particulièrement aujourd'hui sous le nom de choléra asiatique ou épidémique, tandis que l'*ancien* choléra est qualifié de sporadique, expression qui n'est pas absolument exacte, car on a vu quelquefois celui-ci régner épidémiquement en été ou en automne.

PRÉDISPOSITIONS.

S'il est généralement admis que les sujets débiles, maladifs ou affaiblis par des privations ou des excès, logés dans des habitations sales, étroites, terrassées, humides et situées dans des rues fangeuses et mal aérées sont prédisposés au choléra ; si l'on a avancé avec raison que les ivrognes, les buveurs d'eau-de-vie surtout, le contractent facilement et ne languissent pas longtemps lorsqu'ils en sont atteints, les personnes sobres, robustes et jouissant de toutes les aises de la vie s'endormiraient dans une sécurité trompeuse, en se persuadant qu'ils sont nécessairement à l'abri du fléau.

D'un autre côté, les médecins, qui ne veulent voir dans le choléra rien autre chose qu'une affection d'entrailles, ont naturellement prétendu que les individus à estomac délabré et sujets à la diarrhée et aux coliques devaient être considérés comme des victimes prédestinées à l'épidémie. Cette opinion ne repose que sur une théorie erronée, sans doute ; mais elle n'est pas tout à fait dénuée de fondement, et elle jouit d'un grand crédit.

Quoique le choléra puisse régner dans toutes les saisons et sous toutes les latitudes, il est certain que la chaleur est favorable à son développement, et que le grand froid l'engourdit et s'oppose à sa propagation. Il en a été autrement lors de la dernière épidémie de Moscou ; mais ne sait-on pas que les Russes se calfeutrent en hiver dans leurs demeures où ils ont soin d'entretenir une très-haute température ?

Le fléau sévit de préférence sur les vieillards ; mais il s'attaque aussi aux enfants en bas âge, aux jeunes gens et aux adultes. On a dit qu'il épargnait un peu plus les femmes que les hommes ; c'est précisément le contraire de ce que j'ai observé.

J'entends répéter sans cesse que la nature argileuse ou limoneuse du sol, que le voisinage des eaux stagnantes, celui des forêts, etc., exercent une influence très-considérable sur la propagation et l'intensité des épidémies cholériques. L'expérience, sur ce point, n'est pas toujours d'accord avec les idées théoriques. Combien n'a-t-on pas vu de localités évidemment insalubres ne pas offrir un seul cas de maladie, tandis que des villages limitrophes, et qui, sous tous les rapports, se trouvaient dans les meilleures conditions hygiéniques, étaient désolés par la contagion ?

Il est des contrées, la Pologne, par exemple, en Europe, et, dans le département de la Meuse, les deux cantons ouest de l'arrondissement de Verdun, où, sans causes appréciables, le choléra semble se complaire et qu'il n'abandonne qu'après en avoir décimé les habitants. Reconnaissons-le donc : il y a dans la propagation de la peste indienne, comme dans celle de tous les fléaux analogues, bien des bizarreries, bien des choses obscures et *surnaturelles*, pour me servir de l'expression du père de la médecine, c'est-à-dire, inexplicables dans l'état actuel des connaissances humaines.

DESCRIPTION DU CHOLÉRA.

Une *attaque* de choléra survient ordinairement, ainsi que l'indique le mot attaque, d'une manière brusque et soudaine, et débute par une diarrhée abondante, bientôt accompagnée de fréquents vomissements, d'une prostration considérable et presque subite des forces et d'un affaiblissement notable du pouls. Souvent il arrive que le vomissement ne se manifeste que quelques heures après les premières évacuations alvines; il est aussi le premier à disparaître. D'abord alimentaires, les matières rejetées par haut et par bas ne tardent pas à devenir aqueuses et semblables à de l'eau de riz. Elles ont une odeur fade ou nulle, sont dépourvues d'âcreté et n'ont, dit-on, aucune saveur. Cependant le malade, dont l'accablement va toujours en augmentant, éprouve une anxiété des plus pénibles, une oppression considérable de poitrine et une ardeur brûlante à l'estomac, avec une soif inextinguible. Très-souvent il est tourmenté de crampes douloureuses dans les membres supérieurs et inférieurs et dont le siége principal est dans les muscles qui forment le mollet. Le pouls devient de plus en plus misérable, cesse de se faire sentir, et les contractions du cœur sont à peine perceptibles. Le corps entier, les extrémités surtout se refroidissent; le visage, le tour des yeux en particulier, la poitrine, les pieds et les mains se colorent d'une teinte plombée et bleuâtre, dite *cyanose*, qui parfois envahit les membres et le tronc; le globe de l'œil s'enfonce dans l'orbite. La peau est mollasse, perd son élasticité, et celle des doigts, qui se rétractent, se plisse et se ride. La face prend un aspect cadavéreux, la langue est glacée, la voix se casse et devient sépulcrale; enfin, il y a suppression constante du cours des urines. J'ai dit plus haut que la bile avait cessé de couler. Toutes les autres sécrétions sont à peu près suspendues, à l'exception, bien entendu, de celle des follicules intestinaux qui, au contraire, est exagérée, à tel point que souvent on ne compte pas moins de soixante selles très-copieuses en vingt-quatre heures. Il n'est pas rare de voir la peau se couvrir d'une sorte de sueur visqueuse vers la fin de la maladie. Au milieu de tous ces désordres, l'intelligence reste entière jusqu'aux approches de la mort qui a lieu par asphyxie, c'est-à-dire, suivant l'acception propre de ce mot, par suite de la cessation rapide de l'action du cœur.

Tels sont les symptômes formidables dont l'ensemble et la succession constituent une violente attaque de choléra. Ces divers phénomènes ne se manifestent pas toujours avec la même intensité. Ainsi les évacuations sont bien plus abondantes, la soif est bien plus vive chez certains sujets que chez d'autres. Les crampes, qui arrachent des cris à quelques-uns, sont généralement supportables; la cyanose est plus ou moins prononcée; enfin, dans cette forme de la maladie, désignée par les auteurs sous le nom de choléra sec, choléra que je n'ai jamais rencontré (mon confrère, M. le docteur Parisot, d'Étain, en a observé un cas à Morgemoulin), mais qui ne paraît pas très-rare dans l'Inde et dans la Perse, il ne survient aucune évacuation ni par haut ni par bas. Je reviendrai sur cette particularité très-remarquable qui jette un grand jour sur la véritable nature de l'affection qui nous occupe.

Lorsque les malades ont le bonheur de résister aux accidents formidables que je viens d'énumérer, la diarrhée devient moins fréquente, le vomissement cesse complètement, le pouls ainsi que la chaleur renaissent peu à peu, et les autres symptômes disparaissent ou perdent de leur violence; il y a *réaction*. Mais cette amélioration n'est pas toujours l'indice d'une guérison sûre et prochaine. Dans un grand nombre de cas, à cette réaction trop souvent équivoque et difficile succède un état morbide particulier, analogue à celui qui s'observe dans les fièvres de mauvais caractère, et que, pour cette raison, on a appelé état typhoïde.

Alors la diarrhée persiste, la circulation et la chaleur ne se rétablissent qu'imparfaitement, la prostration des forces augmente chaque jour et, la vie s'éteignant par degrés dans des organes d'une haute importance, tels que le cœur, le poumon et, en dernier lieu, le cerveau, la mort arrive par suite de l'épuisement général. C'est à peu près ce qui se passe dans l'empoisonnement par les préparations arsénicales prises à haute dose, lorsque le sujet a échappé aux accidents primitifs.

On a dit que la réaction se montrait quelquefois trop vive, et qu'alors il était indispensable d'en modérer la violence. Cette nécessité ne s'est jamais fait sentir pour moi.

Les auteurs ne sont pas d'accord sur le nombre de périodes dont se compose une attaque de choléra ; quelques-uns en ont admis jusqu'à six; c'est beaucoup trop. Dans les cas foudroyants, il n'y en a qu'une. Lorsque les malades résistent aux premiers accidents, on peut en compter deux : la période algide ou cyanique, correspondant à celle du frisson des fièvres intermittentes; la période dite de réaction ou *œstueuse,* qui doit être assimilée au stade de la chaleur et de la sueur dans ces mêmes fièvres. On pourrait, à la rigueur, considérer comme une troisième période l'état adynamique qui survient dans ces cas trop nombreux où la nature s'est montrée impuissante à déterminer une crise franchement favorable.

La durée de l'incubation du choléra n'a pas été déterminée d'une manière précise. Mes observations particulières me portent à croire qu'elle est, en moyenne, de trois ou quatre jours. La Cour supérieure de santé de Naples évalue son maximum à dix jours ; c'est peut-être une prudente exagération. On a vu nombre fois des personnes, jouissant d'une santé excellente, contracter la contagion après quarante-huit heures seulement de séjour dans une localité où régnait l'épidémie. Il est même à ma connaissance qu'une vieille infirmière a succombé douze heures seulement après son arrivée dans un endroit infecté (Rarécourt); mais, comme cette femme venait elle-même d'une localité suspecte, peut-être recélait-elle déjà dans son sein le germe du mal qui l'a emportée.

Quant à la marche du choléra, elle est toujours très-rapide, surtout au début des épidémies; c'est alors que l'on remarque ces attaques foudroyantes, caractérisées par un anéantissement complet et subit des forces (*sidération*), anéantissement tel que la mort survient en deux ou trois heures. On prétend même qu'au Bengale des soldats en marche ont expiré en quelques minutes. Plus ordinairement la mort n'a lieu qu'après dix, quinze et même trente heures de maladie. Enfin, lorsque les cholériques qui sont tombés dans l'état typhoïde ne parviennent pas à se rétablir, c'est presque toujours du quatrième au douzième jour qu'ils succombent.

Chez les sujets de cette dernière catégorie, le retour à la santé s'opère, en général, avec beaucoup de lenteur, et il n'est pas rare de voir des convalescents rester un, deux et même trois mois dans un état de langueur qui exige de grands ménagements. Il en est autrement lorsque la réaction s'est dessinée franchement; la guérison alors est assez prompte. Je me rappelle, à cette occasion, avoir vu (à Louvemont), parfaitement rétablie et courant les rues, une petite fille de quatre ans que j'avais laissée, deux ou trois jours auparavant, sans pouls, froide et cyanosée.

Le vulgaire se figure que les cholériques se tordent dans des convulsions épouvantables, poussent des hurlements affreux et expirent au milieu de tortures atroces ; c'est une erreur complète. Les angoisses qu'éprouvent ces malheureux paraissent bien plus le résultat du trouble de la circulation et d'une suffocation imminente que l'expression de douleurs aigües. Ceux qui jettent des cris forment le petit nombre, et peut-être sont-ils moins tourmentés par les crampes que par les révulsifs cutanés dont on est si prodigue à leur égard. Les cholériques, en général, gardent un morne silence et ne le rompent que pour demander de l'eau fraîche. Enfin, tel est leur accablement, qu'ils restent indifférents à tout ce qui se passe autour d'eux et ne semblent pas même regretter la vie qui est près de leur échapper.

En avançant que le choléra débutait ordinairement d'une manière soudaine et inopinée, je n'ai pas eu la prétention de soutenir que ses victimes jouissaient toutes d'une santé parfaite au moment de l'attaque. Je reconnais, au contraire, que, dans un très grand nombre de cas, mais non pas constamment, comme on l'a dit autrefois et comme on voudrait encore le faire croire aujourd'hui, cette attaque peut être annoncée et précédée quelques jours à l'avance par un certain malaise, ordinairement accompagné de diarrhée; mais en général, ceux qui sont atteints de ce dérangement d'entrailles s'en trouvent si légèrement incommodés que bien souvent le mal vient les saisir au milieu de leurs occupations habituelles, et même hors de leur domicile.

On a demandé, par analogie, s'il en était du choléra

comme de plusieurs autres maladies épidémiques qu'on ne contracte qu'une fois dans le cours de la vie. Cette question reste encore à résoudre. Il ne serait cependant pas sans intérêt de savoir à quoi s'en tenir sur ce point.

Voici, pour terminer cet article, une observation particulière qui peut être considérée comme l'histoire d'autant plus fidèle d'une attaque de choléra se terminant promptement par la mort, qu'en cette circonstance la marche de la maladie n'a été modifiée, soit en bien, soit en mal, par aucune espèce de traitement :

Louis B....., berger et bûcheron tout à la fois, homme sobre, robuste et dans la force de l'âge, était on ne peut mieux portant, lorsqu'il sortit de grand matin pour aller en forêt. A peine y était-il arrivé qu'il fut pris inopinément d'une diarrhée abondante, ce qui ne l'empêcha pas de continuer son travail. B..... rentra chez lui vers dix heures et se fit servir à manger; mais il ne tarda pas à vomir le peu d'aliments qu'il avait pris sans appétit.

Malgré son indisposition, cet homme rassembla son troupeau à midi et le conduisit aux champs. Là, il eut encore quelques vomissements et sa diarrhée continua. Il était dévoré par la soif et se désaltérait à toutes les fontaines qu'il rencontrait. Il éprouvait d'ailleurs un malaise général et une si grande faiblesse qu'il passa presque toute la journée étendu sur le sol.

A sept heures du soir, et après avoir eu plusieurs syncopes, B..... parvenait à regagner son domicile dans l'état suivant : traits décomposés, paupières à demi-entr'ouvertes, œil enfoncé dans l'orbite, visage et partie supérieure de la poitrine colorés en noir, accablement extrême, voix éteinte, froid glacial, absence complète du pouls.

Ce malheureux s'empressa de se mettre au lit, se leva deux fois encore pour aller à la selle, puis, les forces lui manquant tout à fait, il inonda sa couche de déjections tellement aqueuses que les assistants s'imaginaient qu'il rendait de l'urine. Il ne vomissait plus et n'éprouvait d'autres douleurs que des crampes dans les membres supérieurs et inférieurs; mais il était fort oppressé, s'agitait sans cesse et demandait à chaque instant de l'eau fraîche. Cependant, ses forces s'épuisaient de plus en plus et il tomba bientôt dans un anéantissement si profond qu'il ne pût se confesser. A une heure du matin il avait cessé de vivre.

DE LA CHOLÉRINE.

Pendant toute la durée d'une épidémie cholérique on entend un grand nombre de personnes accuser un certain dérangement d'entrailles dont, en tout autre circonstance, elles ne se seraient que peu ou même point du tout inquiétées. Tantôt ce n'est qu'un léger malaise, une simple diarrhée, bilieuse ou séreuse, sans coliques et sans fièvre; tantôt la diarrhée est très-abondante, accompagnée d'un affaiblissement considérable des forces, de vertiges, parfois de vomissements et même de quelques crampes.

La peur et les passions tristes ont, plus d'une fois sans doute, occasionné l'indisposition, la maladie dont il s'agit ; mais elle est trop généralement répandue pour ne pas avoir la même parenté que le choléra lui-même, que le choléra asphyxiant dont elle a été considérée par les uns comme un avant-coureur (diarrhée prémonitoire des Anglais), par les autres comme un diminutif (cholérine). Cette expression, inventée en 1832, a fait fortune ; elle est très-fréquemment employée aujourd'hui, même par des médecins, comme synonyme de toute espèce de diarrhée ; mais ceux qui ne sacrifient pas à la mode ne s'en servent que pour désigner la diarrhée régnant épidémiquement sous l'influence de l'agent cholérique.

Que cette diarrhée ne soit qu'un choléra commençant ou incomplet, toujours est-il que, lorsqu'elle est prise au début et traitée convenablement, il est rare, même lorsqu'elle est intense, qu'on ne parvienne à la guérir, excepté chez les personnes âgées ou valétudinaires.

Il résulte de cet article et de celui qui le précède que, considérée au point de vue de sa violence et de sa gravité, l'affection cholérique offre des différences très-importantes et peut se manifester : 1° sous la forme asphyxique (attaque de choléra) ; 2° sous celle de diarrhée (cholérine). Or, le choléra proprement dit se subdivise lui-même en choléra foudroyant ou sans réaction, enlevant rapidement ses victimes, et en choléra à réaction, laquelle est tantôt franche et suivie d'un prompt rétablissement, tantôt équivoque et dont la guérison est incertaine et peut être fort lente.

Quant à la cholérine, si la diarrhée s'accompagne d'un accablement insolite, de vomissements et surtout de crampes, si la maladie est assez intense pour forcer ceux qui en sont atteints à garder le lit, il est fort à craindre qu'elle ne se convertisse en choléra confirmé, et on ne peut trop se hâter d'en enrayer les accidents. Mais, dans le plus grand nombre de cas, la cholérine doit être considérée comme une indisposition légère et qui disparaîtrait d'elle-même sans aucun traitement. Ce n'est pas que je conseille, en cette circonstance, la méthode expectante, loin de là ; le choléra ne débute que trop souvent d'une manière insidieuse.

La distinction que je viens d'établir n'est pas arbitraire ; elle a ses analogues en pathologie. Ne voit-on pas chaque jour, en effet, pendant le règne d'une épidémie de fièvre typhoïde, des individus atteints de cette fièvre à des degrés si différents que, tandis que l'un succombe avant l'expiration du second septenaire, un autre n'offre que les symptômes d'une fièvre gastrique ordinaire, et qu'un troisième, enfin, en est quitte pour quelques nausées et un peu de céphalalgie ?

Quand le choléra succède à la diarrhée dite prémonitoire, le moment où il commence et où il se distingue de celle-ci n'est pas bien tranché, n'est pas le même pour tous les médecins. Cette transformation est à redouter toutes les fois qu'à la diarrhée viennent se joindre des vomissements, des crampes, la petitesse du pouls et une prostration considérable et subite des forces, avec un facies décomposé. Mais, en résumé, ce sont les accidents asphyxiques qui constituent une véritable attaque de choléra.

ÉPIDÉMIES CHOLÉRIQUES.

Ces épidémies sont-elles constamment précédées par une constitution médicale particulière, par un règne d'affections gastro-intestinales ? Quoique cette opinion ait joui et jouisse encore d'une grande faveur, je ne saurais l'admettre, dans la conviction que j'ai acquise que ces affections ne se montrent pas plus fréquentes dans les localités que le choléra doit envahir que dans celles qu'il épargnera. J'ajouterai qu'en temps d'épidémie, chacun est attentif aux moindres dérangements de sa santé, se tâte le pouls, s'il m'est permis de m'exprimer ainsi, et qu'on fait beaucoup trop de bruit d'indispositions insignifiantes, auxquelles on veut, à toute force, trouver des rapports directs avec la maladie dont on redoute les atteintes.

Encore un mot sur le même sujet. Il est arrivé, en 1849, que la grippe s'est montrée, dans quelques endroits, avant l'apparition du choléra. Aussitôt des observateurs superficiels se sont hâtés de conclure, de cette circonstance tout à fait fortuite, qu'il y avait corrélation entre ces deux maladies, la première devant être considérée comme l'avant-coureur de l'autre. Cette allégation ne mérite pas d'être réfutée.

On ne peut pas dire cependant que les épidémies cholériques éclatent d'une manière imprévue ; elles sont suffisamment annoncées par l'existence du fléau dans quelque localité ou contrée voisine ; car, à moins de nier l'évidence, il faut reconnaître qu'il se propage ordinairement de proche en proche, et semble, comme on l'a dit, marcher par étapes. Quelquefois, il est vrai, le mal éclate sur un point assez éloigné du théâtre de ses ravages; mais cette anomalie s'explique par la rapidité actuelle des communications, et, dans ce cas, on parvient presque toujours à remonter à la source de la contagion et à reconnaître que la maladie n'a pas pris naissance spontanément et sur place, mais qu'elle a été importée par un voyageur malade ou arrivant d'un endroit infecté.

Quoique les épidémies cholériques puissent être prévues jusqu'à un certain point, il n'est pas rare, dans les campagnes et même dans les villes, que les premiers cas soient méconnus et même niés par le peuple qui s'imagine que tout cholérique doit nécessairement exhaler une odeur putride et se débattre dans des convulsions effroyables. Ces premiers cas sont considérés comme des empoisonnements ou des indigestions mortelles; mais cette erreur n'est pas de longue durée.

Toutes les épidémies que j'ai observées, soit en 1832, soit en 1849, et dans des localités qui différaient essentiellement sous une foule de rapports, ont cependant présenté le même caractère et suivi la même marche. On pouvait généralement y distinguer trois périodes de quinze à vingt jours chacune. Dans la période d'invasion, le mal sévissait avec violence et enlevait brutalement, sans distinction d'âge ni de sexe, presque tous ceux qu'il attaquait. Les accidents étaient tout aussi nombreux, mais moins formidables, dans la seconde période dite stationnaire. Enfin, dans celle de décroissance, on ne rencontrait plus que des cas d'une gravité moindre; le mal semblait s'*user* et s'affaiblir en vieillissant. Quelquefois il survenait une recrudescence, c'est-à-dire que l'épidémie, redoublant subitement de violence, semblait se *rajeunir* au moment où l'on croyait qu'elle tirait à sa fin; mais cette recrudescence n'était que momentanée. En somme, la durée d'une épidémie cholérique peut être évaluée à six semaines pour la plupart des villages et à deux ou trois mois pour les villes de quatrième ordre.

Le choléra fait, proportion gardée, et en très peu de temps, de bien plus grands ravages dans les petites localités que dans les grandes. Ainsi je pourrais citer une sorte de hameau (Charpentry), dont la population a été littéralement décimée en un instant. Si donc la ville de Paris, qui, en définitive, n'a perdu en six mois (1849), que 18,069 personnes, avait été comparativement aussi maltraitée que cette malheureuse localité, on n'y aurait pas compté, en quatorze jours, moins de *cent mille* victimes.

On a prétendu que les lieux infectés par la contagion étaient désertés par les hirondelles, que les poules y mouraient en grand nombre, etc. Ces contes sont bons tout au plus pour amuser la crédulité publique. Le choléra est une maladie particulière à l'espèce humaine. C'est ainsi que nous voyons tous les jours les épizooties les plus meurtrières, la péripneumonie bovine, par exemple, s'attaquer uniquement aux bêtes à cornes et épargner les autres animaux domestiques.

On a cru remarquer que le début de plusieurs épidémies avait coïncidé avec un temps orageux; la chose est fort possible, la chaleur étant favorable à l'éclosion et au développement des germes morbides, de quelque nature qu'ils soient. Quant aux nuages d'aspect sinistre et aux brouillards *chargés de fluide cholérique*, ils n'ont jamais existé que dans l'imagination des amateurs du merveilleux. En résumé, si l'on excepte la chaleur qui favorise évidemment la propagation du choléra, le froid qui l'enraye, l'action des vents qui l'annihilent ou l'amoindrissent, les perturbations atmosphériques et les qualités physiques et chimiques de l'air n'exercent pas une influence bien marquée sur le développement des épidémies cholériques.

Ce n'est pas trop m'écarter de mon sujet que d'exposer comment, en général, les choses se passent lorsqu'une épidémie cholérique, venant à éclater dans un endroit quelconque, y fait en deux ou trois jours un certain nombre de victimes. La consternation est bientôt à son comble ; une terreur panique s'empare des esprits, et l'autorité locale, qui trop souvent la partage, s'empresse d'adresser à l'administration supérieure des bulletins où le nombre et la gravité des cas sont presque toujours exagérés.

S'il faut en juger d'après mes observations particulières, ce nombre peut être hardiment réduit des deux cinquièmes. La diarrhée, on l'a dit avec raison, n'est pas le choléra ; cependant, combien de fois n'a-t-on pas signalé comme véritables cholériques des individus qui n'étaient atteints que d'un simple flux de ventre, quelquefois même qui n'avaient d'autre mal que celui de la peur ! Il ne faut donc pas accorder aux relevés statistiques, fussent-ils même officiels, une confiance trop absolue.

DIAGNOSTIC DU CHOLÉRA.

Le choléra asiatique est caractérisé par des phénomènes tellement insolites qu'un médecin, pour peu qu'il ait d'instruction ou d'expérience, ne confondra jamais cette maladie avec aucune autre, pas même avec le choléra indigène dont j'ai déjà dit qu'il différait essentiellement. Il sera facile de s'en convaincre en jetant les yeux sur le tableau comparatif suivant des principaux syptômes de ces deux affections :

Choléra du pays.	Choléra asiatique.
a. Vomissements presque continuels de matières bilieuses, vertes, brunes et même noires; déjections alvines de semblable nature, très-âcres et d'une odeur infecte.	*a.* Évacuations très-fréquentes et très-considérables, par le bas surtout, d'un liquide semblable à de l'eau de riz, inodore et sans âcreté.
b. Grande sensibilité du ventre et coliques atroces.	*b.* Quelquefois un peu de sensibilité à l'épigastre; coliques nulles ou très légères.
c. Accablement progressif.	*c.* Prostration presque subite des forces.
d. Crampes assez rares et supportables.	*d.* Crampes fort communes et quelquefois intolérables.
e. Fréquence et petitesse du pouls, mais sans interruption de la circulation.	*e.* Affaiblissement, disparition complète du pouls; battements du cœur imperceptibles.
f. Aucune altération du sang.	*f.* Décomposition de ce fluide.
g. Aucun changement à la couleur de la peau.	*g.* Coloration violacée de cette membrane.
h. Suspension très-rare de la sécrétion urinaire.	*h.* Suppression constante de cette sécrétion.
i. Exagération de la sécrétion de la bile.	*i.* Suppression de cette sécrétion.
j. Maladie presque toujours sporadique.	*j.* Se manifestant toujours sous forme d'épidémies universelles.
k. Non contagieuse.	*k.* Transmissible.

l. Déterminée par une cause appréciable, telle que l'ingestion de certains aliments, etc.

l. Occasionnée par un virus miasmatique de nature inconnue.

AUTOPSIE CADAVÉRIQUE.

m. Présence d'une grande quantité de matières bilieuses dans les intestins grêles ; inflammation de ces intestins, et particulièrement du duodénum, que l'on trouve quelquefois gangréné.

m. Épanchement d'un liquide blanchâtre (matière cholérique des auteurs) dans le canal intestinal ; engorgement du cœur, des poumons et des gros vaisseaux artériels et veineux, par un sang noir, visqueux et coagulé.

On voit, d'après cet exposé, que, s'il est inexact de prétendre qu'il n'y a rien de commun que le nom entre les deux choléras, il ne l'est pas moins de soutenir que la maladie nouvelle n'est qu'une variété de celle anciennement connue ; que les symptômes du choléra indigène et ceux que l'on observe dans une superpurgation, dans un empoisonnement par des substances âcres et irritantes, sont absolument identiques ; mais que le choléra d'Asie offre plusieurs points de ressemblance avec l'asphyxie produite par certains gaz délétères et aussi avec l'intoxication dite septique. Les poisons septiques, on le sait, déterminent des syncopes, la sidération des forces et l'altération des liquides, sans troubler ordinairement les fonctions intellectuelles.

J'ajouterai encore qu'ayant eu occasion de rencontrer quelques cas d'une affection extrêmement rare dans nos contrées, la fièvre pernicieuse algide, j'ai été frappé, comme d'autres médecins qui en avaient fait la remarque avant moi, de l'analogie qui existe entre un accès de cette fièvre et une attaque de choléra asiatique.

Celui-ci, en résumé, a sa place marquée dans la

catégorie des maladies pernicieuses ou pestilentielles, tandis que le choléra de nos anciens auteurs doit être considéré comme une sorte d'embarras gastrique, à marche très aiguë et compliqué d'accidents inflammatoires fort dangereux.

PRONOSTIC.

Le choléra asiatique, nul ne le conteste, est une des affections les plus redoutables qui puissent affliger l'espèce humaine ; mais il y a de l'exagération à dire que, livré à lui-même, il ne fait grâce à personne. Combien n'a-t-on pas vu de cholériques se tirer d'affaire après s'être refusés à toute espèce de médication pharmaceutique et en se contentant de boire de l'eau fraîche? D'un autre côté, s'il fallait s'en rapporter à la plupart des statistiques publiées tant en France qu'à l'étranger, et même aux documents officiels que je produirai plus tard, sous toute réserve, on serait porté à croire que l'on guérit plus de monde que l'on n'en perd. C'est précisément le contraire qui a lieu; et l'on ne peut que féliciter le médecin qui parvient à sauver le tiers de ses malades. Je n'entends parler, bien entendu, que des vrais cholériques, et non de ceux que l'ignorance et quelquefois aussi le charlatanisme, avec ou sans diplôme, ont fait passer pour tels, et qui, en réalité, n'étaient atteints que de la diarrhée ou d'indispositions étrangères à l'épidémie régnante.

La cessation des vomissements, la fréquence moins grande des déjections alvines, la présence de la bile dans celles-ci, le rétablissement de la circulation et par conséquent celui de la chaleur, la disparition de la cyanose, une douce transpiration et surtout le retour des urines sont les symptômes qui se manifestent dans une réaction franche et qui doivent faire espérer une prompte guérison.

Les signes avant-coureurs d'une terminaison fatale et prochaine sont, 1° dans une attaque foudroyante : un facies cadavéreux, la cessation complète de la circulation, une cyanose intense, un froid glacial, des crampes intolérables, une anxiété extrême, une oppression considérable de poitrine, l'extinction de la voix, la sidération des forces accompagnée d'une sorte de stupeur et une moiteur visqueuse; 2° dans l'état dit typhoïde : la persistance de la diarrhée, la petitesse et l'irrégularité du pouls, un accablement général, une respiration laborieuse, l'établissement de congestions viscérales, des selles s'échappant à l'insu du malade et un épuisement progressif se terminant par un anéantissement complet.

Le pronostic de la cholérine est généralement favorable, et les personnes qui en sont atteintes parviennent, pour la plupart, à se rétablir, et même assez rapidement, pour peu que l'on aide à leur guérison et qu'on ne vienne pas l'entraver par un traitement nuisible, celui par les émissions sanguines, par exemple.

J'ai dit plus haut que, dans l'état actuel de la thérapeutique, les trois quarts peut-être des cholériques devaient être considérés comme voués à une mort inévitable et plus ou moins prochaine. D'après mes calculs, un tiers de ceux qui succombent sont enlevés par le choléra foudroyant; les deux autres tiers périssent dans l'état adynamique qui succède aux réactions insuffisantes.

NÉCROPSIE.

On se laisse trop facilement persuader que le flambeau de l'anatomie pathologique, en nous révélant le siége des maladies, (ce qui, pour le dire en passant, n'est pas toujours vrai,) jette nécessairement un grand jour sur leur nature et sur leurs causes. Les médecins qui ont quelque peu vieilli dans la pratique ne savent que trop à quoi s'en tenir sur ce point; et, il faut bien l'avouer, les inductions qui ont été tirées de la nécropsie des cholériques n'ont pu que les confirmer dans leur opinion.

En effet, les ouvertures des cadavres de cholériques, faites trop souvent par des hommes à idées préconçues, dont les uns constataient des désordres que d'autres ne voulaient pas admettre, tandis que ceux-ci en signalaient, de leur côté, qui n'existaient que dans leur imagination, ces ouvertures, dis-je, ne nous ont pas même fourni d'indication précise sur le siége du mal placé, suivant le caprice des systèmes, tantôt dans le canal digestif, tantôt dans le cœur, le poumon, la moëlle rachidienne, le plexus solaire, la masse du sang elle-même, etc., etc.

Il n'est que trois points, d'une évidence palpable, à la vérité, sur lesquels tout le monde s'est trouvé d'accord, savoir : la stagnation du sang accumulé dans les cavités du cœur et les gros vaisseaux qui en partent; la décomposition de ce liquide, devenu noir, épais, visqueux et semblable à de la gelée de groseilles; enfin, l'absence de l'urine dans la vessie et la rétraction de cette poche membrano-musculeuse.

Or, ne savions-nous pas d'avance que, la circulation se trouvant arrêtée chez les cholériques, leur sang devait nécessairement être refoulé dans la poitrine? Les tentatives, heureusement inutiles, des *phlébotomistes* ne nous avaient-elles pas démontré que, privé de sa partie aqueuse, ce sang avait perdu sa fluidité? Enfin, la suppression constante de la sécrétion urinaire pendant toute la durée d'une *attaque* de choléra n'était-elle pas un fait constaté par l'observation clinique? Il faut donc bien le reconnaître : les recherches pratiquées sur les cadavres de cholériques ne nous ont rien enseigné de nouveau, et elles ont été jusqu'à ce jour tout à fait stériles pour la science.

J'irai même plus loin, en avançant, dut-on me reprocher de soutenir un paradoxe, qu'en ce qui concerne la maladie qui nous occupe, ces investigations sont loin d'avoir profité à l'humanité. On n'a pas oublié sans doute que, lors de l'épidémie de 1832, les partisans d'un système médical dont il ne devrait plus être question que pour mémoire se prévalaient, pour justifier et préconiser leur thérapeutique, d'observations anatomo-pathologiques faites de bonne foi, sans doute, mais qui sont aujourd'hui justement contestées et qui, d'ailleurs, n'étaient nullement concluantes.

NATURE, SIÉGE, ÉTIOLOGIE.

Si les opinions sont partagées sur le siége de l'affection cholérique, elles ne le sont pas moins sur sa nature et sur ses causes. Ainsi, malgré le juste discrédit dans lequel est tombée la doctrine dite physiologique, on trouve encore des médecins qui, ne voyant partout que phlegmasies, prétendent que la maladie indienne n'est rien autre chose qu'une inflammation du canal digestif, une gastro-entérite. Il en est d'autres, dont le nombre va toujours en augmentant, qui considèrent le choléra comme une affection pernicieuse, une affection du système nerveux ; aussi, pour le distinguer de celui du pays, lui ont-ils donné, comme je l'ai dit plus haut, le nom de choléra spasmodique. Enfin, il est un tiers-parti, composé en médecine, comme en politique, d'hommes sans convictions bien arrêtées, qui regardent la maladie qui nous occupe comme le résultat d'une irritation gastro-intestinale compliquée d'accidents nerveux d'une nature particulière. Voilà les trois opinions les plus accréditées. J'ajouterai que, suivant quelques observateurs, la maladie résiderait dans la masse du sang lui-même, ce fluide se trouvant directement altéré dans sa composition par un agent morbide inconnu.

La première hypothèse n'est pas soutenable. En effet, c'est pousser un peu loin l'esprit de système que de vouloir classer le choléra parmi les affections inflammatoires. A-t-on jamais vu, je le demande, une gastro-entérite déterminer la paralysie du cœur et la décomposition du sang, une gastro-entérite sans douleur intestinale? Comment expliquer d'ailleurs ces cas de mort presque instantanée, où l'asphyxie marche si rapidement qu'il ne survient que peu et même point d'accidents du côté des voies digestives?

Quant à l'opinion du tiers-parti, elle est erronée en ce sens que les personnes qui la partagent, ne considérant les symptômes nerveux que comme des phénomènes secondaires et accessoires, comme une simple complication, sont bien loin de leur accorder toute l'importance qu'ils méritent.

La décomposition du sang s'observe constamment chez les cholériques, c'est un fait incontestable; mais prétendre que le choléra n'est que le résultat d'une altération de ce fluide, n'est-ce pas confondre l'effet avec la cause?

La doctrine des praticiens qui regardent la maladie indienne comme une affection pernicieuse siégeant dans les ganglions et les plexus nerveux qui animent les organes de la circulation et ceux de la digestion est appuyée, je le crois, sur l'observation exacte des symptômes et sur l'enchaînement des faits. En effet, les évacuations énormes par haut et par bas, évacuations qui ont lieu sans douleur intestinale et qu'il faut nécessairement rapporter à une cause insolite, la paralysie plus ou moins complète du cœur, la cessation de l'hématose, qui est la conséquence de cette paralysie, la prostration extrême et presque subite des forces, la suppression de la sécrétion de l'urine et de celle de la bile, tous ces phénomènes formidables, enfin, qu'accompagne *une angoisse précordiale indéfinissable* n'indiquent-ils pas d'une manière positive une lésion profonde de l'appareil nerveux dont je viens de parler?

On a vu que le sang se décomposait chez les cholériques, et que la partie aqueuse (*serum*) de ce fluide se séparant de la partie fibrineuse, celle-ci se coagulait dans les gros vaisseaux. Que devient donc ce sérum? Il s'épanche dans les intestins et fournit la matière de ces évacuations colliquatives dont la quantité est parfois si considérable qu'elle semble dépasser la totalité des liquides que peut contenir le corps humain.

Quelle est la cause première du choléra? On l'ignore absolument, de même qu'on ne connaît pas la nature intime des agents morbides qui produisent la fièvre jaune, le typhus des armées et les autres maladies pestilentielles. Pour l'interprétation des faits, il faut admettre que le choléra est occasionné par un poison organique subtil, un virus miasmatique (le venin cholérique des auteurs), qui détermine des accidents plus ou moins graves, suivant qu'il est doué de plus ou moins d'activité, suivant sa quantité spécifique, enfin selon les prédispositions ou la vigueur des sujets. On ne peut constater matériellement la présence de ce poison insaisissable, invisible, sans odeur, inappréciable à nos sens, en un mot; mais les phénomènes qu'il suscite et son mode de propagation ne permettent pas d'en méconnaître l'existence. Quelqu'un s'aviserait-il de nier combien l'air des marais Pontins est dangereux à respirer, parce que jusqu'ici l'analyse chimique a été impuissante à y découvrir l'élément morbifique ?

En résumé, le choléra est une affection éminemment pernicieuse, siégeant dans l'appareil nerveux qui distribue la puissance vitale aux organes de la circulation et à ceux de la digestion. Elle est occasionnée par l'action excessivement délétère d'un virus miasmatique d'origine récente et de nature inconnue.

MODE DE PROPAGATION. — TRANSMISSIBILITÉ.

J'aborde maintenant avec franchise une question brûlante, une question qui a été l'objet de longues controverses et sur laquelle les opinions sont encore partagées : le choléra est-il contagieux ? ou plutôt, pour couper court à toute équivoque : est-il susceptible de se communiquer par un mode de transmissibilité quelconque ?

A la première apparition de cette maladie en Europe, tous les gouvernements, sans exception, la considérant comme éminemment contagieuse, s'empressèrent de prendre des mesures pour s'opposer à sa propagation. En France, on s'arma de la loi du 3 mars 1822, qui réprime avec une sévérité draconienne les infractions les plus légères aux règlements sur la police sanitaire; des commissions de salubrité furent créées en tous lieux; on prit force arrêtés, etc. Mais une fois la capitale envahie, les précautions les plus simples parurent superflues. L'insouciance fut même poussée si loin que, sans nécessité aucune, on s'avisa de faire voyager des troupes venant d'endroits infectés. C'est ainsi qu'en 1832 l'épidémie fut importée dans une ville de l'arrondissement de Verdun (Étain) par un régiment de la garnison de Paris, qui avait laissé sur sa route des morts et des mourants, et que, pour cette raison, les habitants de Metz ne voulaient pas recevoir dans leurs murs.

Les corps savants, de leur côté, qui venaient de conseiller la prohibition des provenances suspectes, les cordons sanitaires, les quarantaines, etc., changèrent subitement de manière de voir et se prononcèrent pour la non-contagion. Leurs décisions, accueillies avec faveur par les gens du monde qui ne demandaient pas mieux que d'être rassurés, ne furent pas, il est vrai, sanctionnées par le bons sens du peuple; et des hommes graves se demandèrent si, en cette circonstance, il n'avait pas été fait aux intérêts mercantiles un trop facile sacrifice de la santé publique.

Les Académies sont moins affirmatives aujourd'hui, et si la plupart des médecins de Paris refusent encore d'admettre la contagion, il n'en est plus de même de ceux de la province. Or, ces derniers se trouvent en général bien mieux favorisés que leurs confrères de la capitale pour obtenir des renseignements précis sur le mode d'invasion et de propagation des épidémies. Les officiers de santé de notre armée d'Afrique, qui ont vu naguère (1849-1850) succomber, victimes de leur dévouement, quatorze de leurs collègues, ont probablement aussi quelque raison de croire que ce n'est pas toujours impunément que l'on approche des cholériques. Enfin, le chiffre effrayant de la mortalité des employés de la Salpétrière en 1849 (12 pour cent dans les salles et 19 pour cent dans les autres services) n'a-t-il pas une éloquence bien significative?

Il y a longtemps, pour ma part, que je considère le choléra comme transmissible, et j'exprimais hautement ma conviction à cet égard à une époque où il fallait un certain courage pour être d'une opinion qui comptait alors dans la science bien peu de partisans. A l'appui de ma manière de voir qui, si j'en juge par celle de mes confrères du pays, n'est plus aujourd'hui l'avis de la minorité, je pourrais citer des faits très-nombreux recueillis en 1832, en 1849 et aussi en 1854; mais je me bornerai à rapporter, comme suffisamment concluantes, deux observations sur ce point important de doctrine et d'hygiène publique. La première de ces observations m'appartient; l'autre m'a été communiquée par M. le docteur Parisot, d'Étain.

Première observation. En août 1832, la nommée N....., d'Aubréville, informée que sa fille, qui demeurait à Avocourt, village éloigné du premier de douze kilomètres, se trouvait dangereusement atteinte du choléra, se hâta de se transporter près d'elle. Après lui avoir donné quelques soins et assisté à son enterrement, la femme N..... retourna à son domicile, mais ce fut pour se mettre au lit. Elle mourut bientôt, et plusieurs de ses voisins, qui vinrent la visiter, eurent à leur tour le même sort. C'est ainsi que commença à Aubréville, dont l'état sanitaire était excellent avant le retour de la femme N....., une épidémie cholérique qui enleva trente-trois personnes dans l'espace de quelques semaines.

Deuxième observation. Le choléra régnait depuis près d'un mois à Clermont, lorsqu'un sieur Gardeur, qui faisait chaque jour un service de messageries entre cette ville et Étain, se trouva atteint, le 3 octobre 1849, dans cette dernière localité, d'une cholérine des plus intenses. Après avoir souillé de ses déjections l'écurie où il mettait ses chevaux, cet homme confia le soin de son équipage à un palefrenier, nommé Barthelemy, et se rendit comme d'habitude chez un sieur Micopp, où il passa une partie de la journée. Malgré son indisposition, Gardeur voulut repartir le soir même pour Clermont; mais son état empira en route à tel point qu'il fut forcé de s'arrêter à Verdun pour se faire soigner.

Le 7 octobre, le choléra se déclarait chez le fils de Micopp, et cet enfant mourut le lendemain matin.

Dans la nuit du 7 au 8, Barthelemy fut attaqué de la même maladie qui l'enleva en vingt-quatre heures.

Enfin, une femme Colmez, qui habitait une maison contiguë à l'écurie contaminée, fut prise du choléra le 8 et expira le 10 dans la matinée.

Telle fut l'origine bien caractéristique de la seconde épidémie dont la ville d'Étain fut le théâtre.

Les non-contagionistes, qui se figurent que la masse

atmosphérique de toute une contrée peut se trouver viciée par l'élément cholérique, et qu'alors le fléau éclate indifféremment çà et là, partout où il existe des prédispositions locales, les non-contagionistes, dis-je, pourront-ils répondre d'une manière quelque peu satisfaisante à ces deux questions : Pourquoi l'épidémie d'Aubréville a-t-elle débuté précisément par la femme N....., aussitôt après son retour d'un endroit infecté, et choisi uniquement pour ses premières victimes les voisins de cette femme, les personnes qui étaient venues la visiter pendant sa maladie? Pourquoi l'épidémie d'Étain a-t-elle commencé en attaquant de préférence des individus qui s'étaient trouvés en relation avec Gardeur, ou qui avaient respiré l'air vicié par les vomissements ou les déjections alvines de ce postillon?

C'est en vain qu'aux faits si remarquables que je viens de citer on en opposerait d'autres, en bien plus grand nombre, tendant à démontrer que la fréquentation des cholériques n'offre aucuns dangers. Ces preuves *négatives* ne prouvent rien autre chose, sinon que, fort heureusement pour l'humanité, l'aptitude à contracter la contagion est loin d'être générale et forme l'exception plutôt que la règle.

Il me paraît donc bien établi que le choléra peut être transmis par un individu malade à un sujet sain ; mais ce n'est pas par le contact, par la peau que le mal se gagne, — on peut impunément toucher les cholériques, — c'est par l'inspiration des miasmes qu'ils exhalent ou qui proviennent de leurs déjections, c'est par ce mode particulier d'intoxication qu'on appelle *infection* pulmonaire. Indépendamment de cette infection directe, il n'est pas douteux pour moi (je ne saurais cependant en administrer la preuve) que le choléra ne puisse se communiquer *médiatement,* c'est-à-dire au moyen de linges, hardes, chiffons et autres matières réputées susceptibles de recéler les virus. L'analogie doit également nous porter à croire que, comme tous les autres produits organiques semblables, comme ces atômes vivants si répandus dans la nature et dont nous ne soupçonnons même pas l'existence, le virus cholérique jouit de la faculté de se conserver pendant un laps de temps indéterminé dans une sorte d'*état latent,* sans être détruit. La prudence ne nous commande-t-elle pas alors de lessiver et de purifier tous les objets ayant servi aux cholériques ?

Puisque le venin cholérique est miasmatique, l'air en est le véhicule naturel. Ce n'est pas que je pense que cet agent morbide puisse être transporté par les vents ; je regarde au contraire l'action de ceux-ci, et par conséquent la ventilation artificielle, comme un éxcellent moyen pour atténuer, je dirai plus, pour anéantir sa puissance. Et de même qu'un acide concentré s'affaiblit et devient inoffensif, lorsqu'il est délayé dans une grande quantité d'eau, et qu'un ferment qui se trouve dans de semblables conditions reste inactif, de même les miasmes cholériques perdent une partie de leur virulence et cessent d'être redoutables lorsqu'ils sont étendus dans un volume d'air considérable, et que les molécules organiques dont ils se composent sont dispersés et désagrégés par les vents. Cette comparaison, que l'on trouvera un peu forcée peut-être, rend cependant exactement ma pensée.

Parmi les médecins qui partagent ma conviction sur la transmissibilité du choléra, j'en connais qui prétendent que, pour ne pas effrayer les esprits, on doit éviter de traiter la question de contagion, ou bien la résoudre dans un sens négatif, c'est-à-dire qu'il ne faut pas hésiter à tromper le public. S'il est prudent quelquefois de ne pas proclamer sur toutes choses la vérité tout entière, ce n'est pas en pareille matière; autrement, les personnes que leur devoir, leurs affections ou leur philantropie appellent auprès des malades, et qui sont forcées de vivre dans leur atmosphère, seraient induites à négliger des précautions d'une utilité incontestable et dont je ne tarderai pas à parler. Ces personnes, d'ailleurs, montrent un louable dévouement, et pourquoi ne pas laisser à chacun le mérite de ses œuvres?

D'un autre côté, on aurait tort de s'exagérer le danger qu'entraîne la fréquentation des cholériques; et de même que, pour croître et prospérer, une plante a besoin d'un sol approprié à sa nature, de même il faut au virus morbide, pour qu'il puisse se développer, des sujets se trouvant dans ces conditions particulières que l'on a nommées *prédispositions*. Or, ces prédispositions seraient bien rares, seraient même exceptionnelles, s'il est vrai, comme on dit en avoir fait le calcul, que, sur vingt-cinq personnes exposées à la contagion, à peine s'en rencontre-t-il une qui soit apte à la contracter. Le danger va d'ailleurs en diminuant à mesure qu'on s'éloigne du début des épidémies. Cependant il y a des professions, celle de garde-malade, par exemple, qui ne sont pas sans périls. Ne sait-on pas qu'en Algérie, où, à la vérité, comme dans tous les pays chauds, le venin cholérique paraît doué d'une activité bien plus grande qu'en France, le corps des infirmiers militaires a perdu en trois mois (1850) le huitième de son effectif?

Quoi qu'il en soit, dans nos contrées du nord-est, où les sentiments d'humanité s'allient avec le sang-froid et le vrai courage, jamais un malade ne périra faute de secours. En 1849, comme en 1832, fonctionnaires publics, médecins, ecclésiastiques de tout rang, sœurs hospitalières, chacun a rivalisé de zèle, chacun a su faire son devoir et le fera encore au besoin. Enfin, jamais on ne manquera d'auxiliaires subalternes, quand on consentira à les rétribuer convenablement.

Je me permettrai ici une observation qui, d'ailleurs, n'est pas étrangère au sujet que je traite. Dans plusieurs endroits, lorsqu'il s'agissait d'organiser un service de secours médicaux, j'ai souvent entendu des maires se plaindre de ne pouvoir se procurer des infirmiers; mais j'ai toujours vu aussi qu'il suffisait, pour en trouver, de leur allouer 5 francs par jour, au lieu de 20 à 30 sols que la lésinerie municipale ne se faisait pas scrupule de leur offrir.

PRÉSERVATIFS. — MESURES HYGIÉNIQUES.

Il n'est pas rare de rencontrer de prétendus observateurs qui professent, le plus sérieusement du monde, que, lorsqu'on a le malheur de se trouver dans un endroit où vient à éclater une épidémie quelconque, il faut bien se garder d'en sortir, et qu'en changeant d'air, en cette circonstance, on s'expose aux plus grands dangers. Le plus simple bon sens n'indique-t-il pas, au contraire, qu'on ne peut trop se hâter de quitter les lieux où on respire un air vicié, et que s'il est un moyen infaillible de se soustraire à une épidémie, c'est de s'en aller à la première apparition du fléau, et de ne revenir que lorsqu'il a complètement cessé. Je n'entends parler ici, bien entendu, que d'une contagion venant du dehors; car, s'il s'agissait d'une épidémie produite par des causes locales, l'émigrant qui aurait été soumis à ces influences pourrait fort bien emporter en lui-même le germe du mal.

J'ai donc conseillé quelquefois, et toujours avec succès, le changement d'air, la fuite (pourquoi ne me servirais-je pas de ce mot?) comme le meilleur moyen de se soustraire au fléau cholérique. Mais il n'est permis qu'à un très-petit nombre de personnes d'abandonner leurs demeures et le soin de leurs affaires; celles qui restent par nécessité ou par devoir cherchent ordinairement à se garantir de la contagion et espèrent y parvenir par l'emploi de prétendus désinfectants et en recourant extérieurement et même à l'intérieur aux antiseptiques, et notamment au camphre, considéré aujourd'hui par le vulgaire comme un remède à tous les maux, comme une véritable panacée.

La peur engendre une crédulité que l'ignorance présomptueuse et le charlatanisme le plus effronté exploitent à l'envi. Il pleut un tel déluge de recettes *éprouvées* que les gens pusillanimes n'ont que l'embarras du choix. Tantôt c'est un breuvage mystérieux, un cholérifuge composé des ingrédients les plus hétéroclites, tantôt ce sont des arcanes dont l'étrangeté et l'absurdité font tout le mérite.

Toutes ces drogues, toutes ces pratiques, si elles ne sont nuisibles, sont tout au moins de la plus parfaite inutilité. Il n'en est peut-être pas de même du sulfate de quinine pris chaque jour à petites doses pendant toute la durée de l'épidémie. Plusieurs médecins le recommandent à raison de l'analogie qui existe entre une attaque de choléra et un accès de fièvre pernicieuse. Je l'ai prescrit moi-même; mais les expériences que j'ai faites avec ce médicament sont trop peu nombreuses pour que je puisse en garantir l'efficacité. Il est un autre moyen qui m'inspire bien plus de confiance, une confiance presqu'absolue : je veux parler des vomitifs auxquels je conseille de recourir pendant la durée d'une épidémie, pour peu que l'on ressente un malaise inaccoutumé, accompagné ou non de symptômes gastriques, et surtout s'il se trouve des malades dans la maison ou dans le quartier qu'on habite.

Lorsqu'on a lieu de craindre l'invasion d'une épidémie cholérique, et, à plus forte raison, pendant le règne de celle-ci, on s'attachera particulièrement à combattre les causes prédisposantes. Ainsi, loin de faire des jeûnes expiatoires, comme le recommandaient naguères les fervents presbytériens, il faudra user d'une nourriture plus abondante et plus substantielle que de coutume, sans pourtant commettre aucun écart de régime : on boira du vin vieux ou quelque spiritueux, mais seulement à l'heure des repas; on tiendra ses vêtements et ses habitations dans un état de propreté irréprochable; on ne se laissera pas démoraliser par des craintes exagérées; enfin, on évitera les fatigues excessives et tout ce qui peut amener de la débilité. Je dirai, à cette occasion, que j'ai vu succomber, six heures seulement *postquàm uxorem cognoverat,* un manœuvre assez vigoureux.

Les personnes qui visiteront ou qui soigneront les malades se garderont bien de respirer leur haleine, les émanations provenant de leurs déjections et les miasmes qui s'accumulent sous leurs couvertures. Elles auront soin de ne pas entrer à jeun dans la chambre d'un cholérique, de n'y séjourner qu'autant que la nécessité l'exige, et d'en faire ouvrir fréquemment les portes et les fenêtres, car rien n'est plus dangereux, en pareille circonstance, que la stagnation de l'air dans *les coings et les recoings,* suivant le langage de nos bons vieux auteurs. Elles changeront souvent de linge et même de vêtements, et se laveront de temps en temps les mains et le visage avec de l'eau vinaigrée ou animée avec un peu d'eau de Cologne. Enfin, et j'ajoute à cette prescription la plus haute importance, pour peu que l'indication s'en fasse sentir, elles ne devront pas hésiter à recourir aux vomitifs de précaution.

Si l'on s'étonne de mon silence au sujet des fumigations dites désinfectantes, dont l'usage était si répandu pendant le règne de la grande contagion typhoïde de 1813-1814, et aussi en 1832, je répondrai qu'on a généralement renoncé à ces fumigations d'une utilité fort problématique, et qui, d'ailleurs, incommodaient singulièrement les cholériques dont la respiration n'est déjà que trop embarrassée.

Il est d'usage, au début d'une épidémie, que l'on

s'empresse d'enlever les boues et les fumiers, de combler les mares, de curer les fossés et de vider les fosses d'aisances. Le moment est mal choisi. Tous ces mouvements de terres fangeuses, ces transports d'immondices, travaux dont on aurait dû s'occuper avant l'arrivée de la contagion, ne se font pas sans altérer la pureté de l'air. Il faudrait, je le crois, se borner à creuser de petites rigoles pour faciliter l'écoulement des eaux stagnantes.

Ce n'est pas que l'autorité doive négliger de prescrire toutes les mesures que commande l'hygiène publique, et, en première ligne, il convient de placer l'assainissement de ces logements sordides, de ces bouges infects, rendez-vous habituels des colporteurs, des savoyards, des vagabonds et autres *commis-voyageurs* de pestilence. Les administrations charitables, de leur côté, ne resteront pas inactives, et il sera fait aux indigents des distributions de bouillon, de viande, de vin, et même de vêtements et d'objets de literie.

Lorsque, pendant le cours d'une épidémie, le nombre des malades prend un accroissement considérable, au lieu de leur consacrer une salle spéciale dans les hôpitaux, au lieu de les entasser dans ces établissements, il serait préférable de leur affecter des bâtiments particuliers, isolés de tous côtés et largement aérés. Nos ancêtres, qui, pour en savoir moins que nous en anatomie, en physiologie, en chimie, etc., se montraient quelquefois assez bons observateurs, agissaient en pareille circonstance avec une prudence que nous ferions peut-être bien d'imiter. Ainsi, à Verdun, en temps de peste (on donnait anciennement et au moyen-âge ce nom à la plupart des épidémies), presque tous les malades sans distinction, et même les personnes qui avaient avec eux des relations habituelles, étaient relégués hors de la ville et déposés dans des *loges* (baraques en planches construites à la hâte), dont ils ne pouvaient sortir qu'après guérison constatée. On évitait ainsi de concentrer les émanations morbides et d'entretenir au cœur de la cité un foyer permanent d'infection.

TRAITEMENT DU CHOLÉRA.

Si l'on pouvait calculer avec justesse l'impuissance de l'art dans le traitement d'une maladie par le nombre des moyens usités ou proposés pour la combattre, il faudrait se résigner à reconnaître que le choléra est une affection absolument incurable. Est-il, en effet, dans l'immense arsenal pharmaceutique une arme quelconque que l'on n'ait songé à mettre en réquisition? Le chef d'une école trop fameuse n'enseignait-il même pas que mieux valait employer un remède contre-indiqué (à son point de vue) que de se tenir dans l'inaction?

Lors de la première épidémie cholérique, les médecins se trouvèrent dans un cruel embarras. Tandis que les uns prodiguaient les toniques les plus énergiques, les astringents les plus puissants, les stimulants les plus actifs, l'opium à haute dose, etc., d'autres prescrivaient de l'eau gommeuse, de tout petits morceaux de glace, des cataplasmes et des lavements émollients, abusaient des sangsues, dont la vogue était si grande à cette époque, et même ne craignaient pas de recourir à la lancette. Plusieurs praticiens, adoptant un traitement à *bascule,* faisaient succéder les toniques aux débilitants, comme on le voit encore aujourd'hui, ou bien se contentaient de faire la médecine du symptôme ; quelques-uns avaient recours à une méthode empirique ; enfin, on ne comptait pas moins de soixante à quatre-vingts médications par des moyens différents et souvent même tout à fait opposés ; c'était un véritable chaos.

Les choses, il est pénible de l'avouer, ne sont pas beaucoup changées aujourd'hui. Tout médecin qui n'a pas sa méthode particulière modifie à sa guise celle dont il a fait choix et vante même, comme un spécifique éprouvé, une substance déjà expérimentée sans succès ou quelque moyen bien étrange, pour ne rien dire de plus. Un officier de santé champenois ne proposait-il pas naguères de guérir les cholériques en leur introduisant dans l'anus une gousse d'ail décortiquée ?

Après avoir essayé, dans les premiers temps de l'épidémie de 1832, et sans avoir eu à m'en louer, quelques-uns des nombreux traitements qui étaient le plus en faveur à cette époque, j'ai fini, dans ma perplexité, par ce que l'on doit faire, ce me semble, en présence d'une maladie nouvelle et de nature inconnue ; c'est-à-dire que j'ai abandonné quelques malades à eux-mêmes, consulté leur instinct et tenu compte de ce qui survenait lorsque cet instinct se trouvait satisfait.

On sait que les cholériques sont dévorés par une soif ardente, aussi demandent-ils avec instance de l'eau fraîche. M'étant assuré que plusieurs d'entre eux, après en avoir bu énormément, loin de s'en mal trouver, n'avaient pas tardé à éprouver un soulagement notable et même à se tirer d'affaire, je me suis décidé, et je n'ai eu qu'à m'applaudir de ma détermination, à accorder à mes malades des boissons rafraîchissantes, non par petites gorgées, comme on hésitait alors à le permettre (on est moins impitoyable aujourd'hui), mais par grands verres, à longs traits et coup sur coup.

Comment expliquer, en cette circonstance, la propriété curative de l'eau? Ce liquide affaiblit-il, en le délayant, en le *noyant*, le virus cholérique; facilite-t-il son expulsion; absorbé en partie et porté dans l'appareil circulatoire, va-t-il rendre au sang sa fluidité première; que se passe-t-il enfin dans l'économie? Je ne saurais le dire. Mais ce que je puis affirmer, c'est que les malades, qui n'acceptent qu'avec une extrême répugnance les breuvages incendiaires qu'on les force de prendre, absorbent avec délices les boissons rafraîchissantes; c'est que cette sorte de méthode *hydrothérapique* m'a bien mieux réussi que toutes les autres médications. Au reste, il n'y a peut-être pas dans le département de la Meuse un seul endroit qui ait été visité par l'épidémie où l'on ne puisse citer des cholériques, fort bien portants aujourd'hui, qui se sont guéris uniquement avec de l'eau fraîche et ont échappé ainsi à une mort qui paraissait inévitable.

Lors donc que je suis appelé pour une attaque de choléra, si des tisanes chaudes ou aromatiques sont administrées, mon premier soin est de les remplacer, à la grande satisfaction du patient, par des boissons froides, telles que de la limonade peu sucrée, de l'eau acidulée avec un filet de vinaigre et même de l'eau pure. Cette dernière boisson est souvent celle que les malades préfèrent, et plusieurs en ont bu, sous mes yeux, près d'un seau en quelques heures. Les premiers verres sont presque toujours rejetés sur-le-champ, mais peu à peu le vomissement se modère.

Gorger d'eau fraîche les cholériques est sans doute l'indication principale à remplir, mais il ne faut pas pour cela négliger des moyens qui, bien qu'accessoires, ont une véritable utilité. Ainsi, on s'occupera de réchauffer les malades avec des sachets remplis de sable chaud, des bouteilles d'eau tiède, un appareil calorificateur, si l'on en a un sous la main, etc. ; mais il est ici une précaution essentielle à prendre, et qui a été justement recommandée : c'est de diriger l'action de la chaleur presque exclusivement sur les membres abdominaux et la partie inférieure du tronc. Les malheureux que l'on emprisonne hermétiquement dans leurs couvertures, que l'on emmaillote dans la laine, s'agitent continuellement, étouffent et cherchent à se découvrir la poitrine pour respirer avec moins de difficulté.

Les frictions avec l'alcool camphré, l'eau de Cologne, ou un liniment stimulant quelconque, et même les frictions sèches sont aussi de quelque secours pour ranimer la circulation et surtout pour apaiser les crampes.

Sous l'empire de cette médication aussi simple que facile, il n'est pas rare de voir survenir une réaction salutaire. Mais si cette réaction tarde trop longtemps à s'opérer, si les forces s'épuisent d'une manière alarmante, si la mort devient imminente, je n'hésite pas alors à administrer des excitants plus ou moins énergiques, tels que les infusions de camomille, de mélisse, d'angélique, de menthe, de feuilles d'oranger, le sirop d'écorces d'oranges, le vin vieux, la teinture de cannelle, l'éther, l'eau des Carmes, l'eau de Luce, l'acétate d'ammoniaque, l'ammoniaque elle-même, etc. Quelquefois, enfin, je fais promener des sinapismes sur les membres et même sur le tronc, sans trop compter pourtant sur l'efficacité des révulsifs cutanés, et si j'y ai recours, c'est plutôt pour la satisfaction des familles éplorées et pour l'acquit de ma conscience qu'en raison de la confiance qu'ils m'inspirent.

Pour soigner convenablement un cholérique, c'est-à-dire pour lui présenter ses boissons, le réchauffer, le frictionner et le tenir dans un état de propreté convenable, une ou deux personnes suffisent; un plus grand nombre le fatigueraient et ne pourraient que lui nuire en interceptant l'air frais dont il éprouve un si pressant besoin et qui doit être fréquemment renouvelé, tant dans l'intérêt du malade lui-même que dans celui des personnes qui séjournent dans son atmosphère. Si j'insiste sur ce point, c'est que, dans nos campagnes, l'*aérophobie* est une habitude bien difficile à déraciner. Est-il nécessaire d'ajouter que, pendant toute la durée d'une attaque de choléra, la diète la plus sévère doit être rigoureusement observée.

Lorsque la maladie a passé à l'état typhoïde, état

que je considère comme le résultat d'une intoxication qui, bien qu'insuffisante pour détruire la vie de prime-abord, a porté néanmoins à l'économie une atteinte profonde et souvent mortelle, on pratique assez généralement ce qu'on appelle la médecine du symptôme. Ainsi, tandis que les toniques et les stimulants sont administrés pour relever les forces, on prescrit contre le vomissement la potion de Rivière; contre la diarrhée les astringents de l'opium; les congestions des viscères sont attaquées par des saignées locales; enfin on cherche à opérer des révulsions au moyen d'applications réitérées de ventouses, de sinapismes et de vésicatoires.

Quoique les toniques et les stimulants ne réussisent pas toujours, on aurait tort d'y renoncer, surtout au quinquina. L'effet des anti-vomitifs, on le sait, est fort incertain. Quant aux émissions sanguines, je les proscris de la manière la plus absolue, et l'on approuvera sans doute cette prohibition, si l'on réfléchit que l'on a affaire à des sujets exténués, et que les congestions que l'on veut dissiper sont tout à fait passives et ne reconnaissent d'autres causes que l'extinction graduelle de la vie dans les organes engorgés par un sang glutineux; enfin j'ai déjà dit n'avoir jamais eu beaucoup à me louer de l'emploi des révulsifs cutanés. Je me contente donc de continuer l'usage de quelque tisane délayante, à moins que la diarrhée ne se montre opiniâtre; dans ce cas, je prescris de l'eau de riz édulcorée avec le sirop de coings, des lavements astringents ou laudanisés et l'électuaire diascordium. J'ai recours aussi, suivant les indications, aux toniques et aux cordiaux, et je permets du bouillon aussitôt que l'estomac peut le supporter. En résumé, dans l'état adynamique qui succède si souvent au choléra algide et quelquefois aussi à la cholérine, surtout lorsque des émissions sanguines ont été pratiquées, je fais une médecine peu active, persuadé que mieux vaut se tenir dans une prudente réserve que d'accabler les pauvres malades de remèdes qui parfois ont l'inconvénient de les faire mourir plus vite.

Tel est le traitement que je conseille de suivre et que j'observerais moi-même si j'avais le malheur d'être saisi par une attaque de choléra. Je me gorgerais donc d'eau fraîche, tout en me faisant frictionner et réchauffer par les moyens connus. Aussitôt que je sentirais mes forces s'épuiser d'une manière alarmante, je chercherais à me ranimer avec des cordiaux, avec des stimulants plus ou moins énergiques, et, en somme, je m'en tiendrais là; je ne souffrirais pas surtout qu'on me tirât une goutte de sang, et plutôt que de me laisser martyriser par des applications de sinapismes, de ventouses scarifiées, de vésicatoires, par l'urtication, etc., je préférerais me confier aux ressources médicatrices de la nature et saurais me résigner à mon sort avec le calme philosophique dont tout médecin doit donner l'exemple.

En attendant, faisons des vœux pour que la science ou l'empirisme nous procure la découverte d'un agent qui, poursuivant dans le sang le virus cholérique, le neutralise ou du moins en atténue la violence. Ces vœux seront-ils prochainement exaucés? Il est permis d'en douter si l'on en juge par analogie, car on n'a pu trouver encore de spécifiques contre la peste, la fièvre jaune, le typhus des armées, ni même contre la variole, dont le vaccin est le préservatif, sans doute, mais n'est point l'antidote.

Pour compléter cet article et dire la vérité tout entière, je n'hésiterai pas à reconnaître qu'il est certains cas, surtout au début des épidémies, où l'asphyxie marche avec une rapidité telle que le malheureux cholérique se trouve pour ainsi dire cadavérisé de prime abord, et par conséquent doit être considéré comme n'étant plus du ressort de la médecine.

TRAITEMENT DE LA CHOLÉRINE.

Si le traitement du choléra asphyxiant laisse beaucoup à désirer, il n'en est pas de même de celui de la cholérine. Dans cette forme de la maladie, la médication par les vomitifs produit de si bons résultats que plusieurs médecins, confondant, selon moi, la cholérine avec le choléra proprement dit, en ont conclu que l'ipécacuanha était un remède souverain, même contre une attaque de celui-ci. Il y a longtemps, pour mon compte, que je combats la cholérine par la méthode évacuante, et, lors de l'épidémie de 1849, j'ai pu de nouveau en constater l'efficacité, notamment dans une commune populeuse (Avocourt), et en expérimentant sur une grande échelle. Dans cette localité donc, où, loin d'être contrarié dans ma liberté d'action, je me suis vu parfaitement secondé par des sœurs de Saint-Vincent de Paule, qui se conformaient ponctuellement à mes instructions, une centaine de personnes atteintes, soit de la cholérine, soit d'un malaise insolite (embarras gastrique, langue blanchâtre, vertiges, disposition à la sueur, prostration des forces), effet probable de l'influence morbide, ont été traitées par les vomitifs, et chez aucune d'elles, que je sache, on n'a vu survenir les accidents qui constituent une attaque de choléra confirmé. Bien plus, l'épidémie, qui s'annonçait sous les plus fâcheux auspices, n'a pas tardé à s'arrêter, après avoir fait trente-quatre victimes seulement qui, presque toutes, avaient succombé avant l'adoption de mon traitement. J'ajouterai, sans commentaire, que la population d'Avocourt, qui ne compte pas moins d'un millier d'habitants, avait été plus que décimée par l'épidémie de 1832.

Aussi est-ce avec la plus grande confiance que je conseille les vomitifs contre la cholérine, avec la recommandation expresse d'y recourir dès qu'on reconnaît les premiers symptômes du mal. Jusqu'ici j'ai employé indifféremment l'émétique ou l'ipécacuanha; mais ce dernier est peut-être préférable, à cause de la promptitude de ses effets et de son action spéciale sur les intestins; j'associe aussi souvent ces deux médicaments. Je fais donc vomir les malades, tout en leur prescrivant des tisanes acidulées ou émollientes, des lavements mucilagineux, additionnés au besoin de quelques gouttes de laudanum, des vêtements chauds, le repos, le lit, si le cas l'exige, et une diète modérée. La diarrhée se montre-t-elle opiniâtre, j'emploie les astringents et les cordiaux. La complication, ou plutôt la coïncidence vermineuse, si fréquente dans nos campagnes, est heureusement combattue, tantôt par le semen-contra, tantôt par le calomel mêlé, soit avec le jalap, soit avec la scammonée. Au moyen de ce traitement peu compliqué j'obtiens presque toujours la guérison prompte et complète d'une affection qui aurait pu devenir bien plus sérieuse. Je tiens au reste de plusieurs médecins, qui se sont décidés, lors de la dernière épidémie, à attaquer la cholérine par les purgatifs, que la méthode évacuante leur avait parfaitement réussi.

Tout récemment encore (le 26 juin dernier), M. le docteur Lagarde, de Saint-André, qui ne passe pas pour être un partisan outré des vomitifs, me disait : « l'ipécacuanha, que je me suis enfin décidé à administrer d'après vos indications, est un remède *héroïque*, même lorsque le vomissement a déjà paru. » Le même jour, M. le docteur Gillon, de Souilly, me tenait un semblable langage.

A quelle dose convient-il de donner l'ipécacuanha? telle est la question que m'adressait naguère (le 12 juin 1854) un jeune médecin qui se disposait à employer ce précieux médicament. C'est à la dose ordinaire; ainsi il en faut 1 gramme 1|2 pour les hommes, 1 gramme pour les femmes, de 40 à 75 centigrammes pour les enfants. Un autre médecin me demandait le même jour si je jugerais opportun de recourir aux vomitifs dans les cas où l'on reconnaît des symptômes inflammatoires. L'anxiété précordiale qu'éprouvent les malades est de nature essentiellement nerveuse, et je ne m'inquiète pas le moins du monde d'une soi-disant irritation à la région épigastrique et de quelques coliques insignifiantes. Enfin je déclare de la manière la plus explicite que tout le succès des émétiques consiste dans leur prompte administration, et que ce serait hâter la mort d'un cholérique que de le faire vomir lorsqu'il se trouve déjà à demi-asphyxié.

Pourquoi, dans nos campagnes, la mortalité cholérique est-elle si considérable? C'est qu'en général le paysan montre une répugnance invincible pour les vomitifs, c'est qu'il ne consent à se croire et à se dire malade que lorsqu'il est tout à fait abattu, c'est parce qu'il réclame trop tardivement les secours de l'art.

Si l'on me demande d'expliquer les bons effets des vomitifs dans la cholérine, je répondrai qu'il est probable que ces médicaments détruisent le principe du mal en expulsant le virus avant qu'il n'ait acquis toute son énergie, avant qu'il n'ait gagné le cœur, s'il m'est permis de m'exprimer ainsi. On ne manquera pas de me faire observer que, d'après ma manière de voir elle-même, ce n'est pas dans l'estomac, ce n'est pas dans les premières voies, mais dans la masse du sang que se trouve l'agent morbifique. Cette objection, qui paraît juste au premier abord, n'est que spécieuse. Ne sait-on pas que, dans une foule de maladies, l'emploi des vomitifs et des purgatifs produit d'excellents résultats qui resteraient inexplicables si l'on refusait d'accorder à ces médicaments la propriété d'attirer sur le canal digestif, pour être éliminés, les principes nuisibles répandus dans l'économie? Ne voit-on pas chaque jour, d'ailleurs, des empiriques audacieux obtenir, au moyen des drastiques, la guérison de maladies contre lesquelles la science des médecins par trop *classiques* vient échouer? L'explication que je viens de donner n'est du reste pour moi que d'un intérêt fort secondaire; guérir une maladie vaut cent fois mieux que d'interpréter le mode d'action des remèdes dont on s'est servi.

On voit, d'après ce qui précède, que je traite l'affection cholérique comme il me semble que doit être traité tout empoisonnement occasionné par un toxique contre lequel il n'existe pas d'antidote connu. S'il en est temps encore, c'est-à-dire si le virus, n'ayant pas acquis toute son intensité, n'ayant pas encore envahi les centres nerveux (*malaise avant-coureur, diarrhée prémonitoire, cholérine*), est susceptible d'être éliminé, je me hâte de recourir aux vomitifs. L'intoxication générale, au contraire, est-elle un fait accompli (*attaque de choléra confirmé*), j'atténue autant que possible les effets pernicieux de l'agent délétère en *l'étendant* dans une quantité d'eau considérable. Enfin, si les forces s'épuisent, si la mort devient imminente, je n'hésite pas à provoquer une réaction salutaire au moyen des stimulants les plus énergiques pris à l'intérieur.

RÉSUMÉ.

I

Le choléra asiatique est une maladie épidémique fort dangereuse et d'origine toute récente.

II

Elle s'est produite inopinément sous l'empire de circonstances inconnues et a pris naissance dans l'Inde, d'où elle s'est répandue sur toute la surface du globe.

III

Le nom que l'on s'est avisé de donner à cette maladie exotique, devenue cosmopolite aujourd'hui, est tout à fait impropre. C'est mal à propos aussi qu'elle a été considérée comme une variété de notre ancien choléra-morbus.

IV

Les vieillards et les sujets valétudinaires ou débiles sont prédisposés à contracter le choléra. Il est des contrées, il est des localités où, sans causes appréciables, ce fléau semble se complaire.

V

Eu égard à la nature et à la gravité des accidents qu'elle détermine, l'affection cholérique se distingue en choléra confirmé (*attaque*) et en cholérine.

VI

La cessation de la circulation et les phénomènes formidables qui en résultent caractérisent le choléra confirmé. Ce choléra tue par asphyxie et quelquefois très promptement les trois quarts peut-être des personnes qu'il attaque.

VII

Dans la cholérine on n'observe que des symptômes gastriques et notamment une diarrhée ordinairement aqueuse. La cholérine est bien plus commune que le choléra proprement dit, mais elle est infiniment moins redoutable.

VIII

Elle est considérée tantôt comme un choléra commençant, comme l'avant-coureur d'une attaque (diarrhée prémonitoire), tantôt comme un choléra avorté ou mitigé, comme un diminutif de celui-ci.

IX

C'est dans la catégorie des maladies pernicieuses ou pestilentielles que doit être classée l'affection cholérique ; elle a son siége dans le système nerveux, et, comme les autres fléaux du même genre, elle est occasionnée par un virus miasmatique *sui generis*.

X

Ce virus est transmissible directement ou médiatement par ce mode particulier de *contagion* que l'on nomme *infection* pulmonaire.

XI

La chaleur est favorable au développement et à la propagation de ce poison organique ; le froid l'engourdit ou le détruit ; l'aération atténue ou annihile son action en désagrégeant les molécules dont il se compose.

XII

Le choléra peut être défini : une intoxication, par un produit organique d'origine récente, de l'appareil nerveux qui distribue la puissance vitale aux organes de la digestion et à ceux de la circulation, intoxication miasmatique ayant pour effet de pervertir, suspendre ou abolir l'action de l'appareil dont il s'agit.

XIII

L'observation des règles de l'hygiène est d'une utilité incontestable en temps de choléra ; mais on ne connaît pas de préservatif certain contre cette maladie.

XIV

Dans l'état actuel de la thérapeutique, et à défaut d'un traitement spécifique que l'on n'a point encore trouvé, la médication, 1° par les vomitifs pendant les prodrômes et au début de la maladie, 2° par l'eau fraîche ingérée en grande quantité dans les cas d'attaque confirmée, est celle qui mérite la préférence.

XV

La méthode évacuante réussit presque constamment dans *l'affection cholérique* à l'état de cholérine.

Voilà ce que j'avais à dire sur la redoutable maladie qui nous vient des bords du Gange. En exposant mes idées sur sa véritable nature, en faisant connaître le résultat de mon expérience sur le traitement que je conseille de suivre jusqu'à ce qu'on soit parvenu à en découvrir un meilleur, je n'ai eu d'autre but que celui de servir l'humanité. Si donc on trouve quelques enseignements utiles dans ce petit traité, qui est le fruit d'observations nombreuses, de recherches consciencieuses et de longues méditations, je ne me repentirai pas de lui avoir donné une nouvelle publicité.

APPENDICE.

EFFETS DE L'ÉPIDÉMIE CHOLÉRIQUE DE 1849 DANS L'ARRONDISSEMENT DE VERDUN.

Pour me conformer à l'usage je n'entrerai en matière qu'après avoir jeté un coup-d'œil sur la topographie médicale du pays.

L'arrondissement de Verdun (voir la carte ci-jointe) occupe dans le département de la Meuse une superficie de 148,335 hectares et se divise en sept cantons, deux à l'est, ceux d'Etain et de Fresnes, trois à la partie moyenne, ceux de Charny, de Verdun et de Souilly, et les deux autres à l'ouest, ceux de Varennes et de Clermont. Ces sept cantons comprennent cent quarante-neuf communes dont une seule, la ville de Verdun, est de quelque importance. On compte dans l'arrondissement 84,500 habitants environ, ce qui donne en chiffres ronds et par kilomètre carré 57 individus (la moyenne en France est de 67). Mais la population est inégalement répartie; elle est bien plus dense dans les plaines fertiles de l'est que sur le sol pierreux ou boisé du reste du pays, le canton de Verdun excepté.

Le terrain, uni ou légèrement onduleux à l'est, est partout ailleurs inégal et montueux; cependant il n'est point d'éminence qui mérite le nom de montagne, la plus haute n'étant élevée que de 388 mètres au-dessus du niveau de la mer et de 176 seulement au-dessus des vallons voisins. Le pays, traversé et partagé en deux parties égales par la Meuse qui coule du sud au nord, est arrosé en outre par plusieurs petites rivières dont les principales sont l'Orne et l'Aire et par un grand nombre de ruisseaux à eaux vives et limpides. On ne voit dans l'arrondissement que très peu d'étangs et pas un seul marais. Cependant il est dans le canton de Fresnes un étang qui, n'étant alimenté que par les eaux pluviales, se dessèche en partie vers la fin de l'été et laisse exhaler alors des miasmes délétères auxquels les habitants d'un village voisin (Doncourt-aux-Templiers) attribuent, non sans raison, les fièvres intermittentes rebelles qui les désolent presque tous les ans.

Les deux cantons de l'est et celui de Charny sont médiocrement boisés. Il n'en est pas de même des autres, et notamment de ceux de Clermont et de Varennes; le tiers de la superficie de ceux-ci est occupé par la vaste forêt d'Argonne.

Considéré sous le rapport de la nature géologique des terrains, le sol de l'arrondissement, excepté sur les confins du département de la Marne, appartient à la formation dite jurassique et peut être divisé en quatre bandes plus ou moins larges, se succédant de l'est à l'ouest dans l'ordre suivant : première zone, presque entièrement argileuse ; deuxième, calcaire ; troisième, marno-calcaire ; quatrième, argilo-siliceuse. Celle-ci est comprise dans les assises inférieures de la formation crétacée.

Il existe dans les bois de Varennes quelques sources ferrugineuses, dont la principale (fontaine du pré Ramon) se trouve à 4 kilomètres sud de cette ville. Les gens du pays y ont quelquefois recours dans les maladies où les eaux martiales sont indiquées, telles que la chlorose, certaines cachexies, etc.

Le climat de la Meuse est assez pluvieux, un peu plus froid que celui de Paris, et, surtout au printemps et en été, sujet à de grandes variations de température. Ce n'est pas cependant que les orages soient très communs. Les fortes chaleurs d'été ne durent guère plus de trois semaines ; les hivers sont tantôt assez doux, d'autrefois rigoureux, et alors la neige tombe avec abondance. L'automne est ordinairement la plus belle saison de l'année. C'est à cette époque, contrairement à l'opinion généralement admise, qu'il y a le moins de malades ; c'est en février, mars et avril qu'on en voit le plus.

Les amas d'eaux stagnantes étant fort rares dans le pays, il peut généralement passer pour sain, et il n'y a d'exceptions à faire que pour quelques villages situés dans des vallons étroits, enclavés dans les forêts ou construits sur un sol glaiseux et dépourvu de pente. Quant à leur salubrité intérieure, les communes rurales laissent beaucoup à désirer ; on n'y voit que dépôts de fumiers, mares fangeuses, fosses à rouir le chanvre, etc. ; mais, d'un autre côté, l'observateur remarque avec satisfaction que les maisons basses, privées d'air, obscures et humides, disparaissent chaque jour pour faire place à des habitations plus saines et mieux distribuées.

La nourriture des gens de la campagne et des ouvriers ou des manœuvres des villes se compose de pain de pur froment, — on n'y mêle de l'orge et du seigle que dans les années de disette, — de légumes et principalement de pommes de terre, de lard, de laitage, d'œufs, de fruits et de temps en temps de viande de boucherie. Quelques-uns boivent du vin ou de la bière; la plupart n'en font usage qu'accidentellement et se dédommagent de cette privation avec de l'eau-de-vie de mauvaise qualité, dont on fait dans certains endroits une consommation abusive. L'alimentation des personnes riches ou à l'aise est plus recherchée.

Comme la propriété est extrêmement divisée dans la Meuse, et que le pays produit ordinairement toutes les denrées nécessaires à la vie au-delà des besoins de sa consommation, on ne trouve guère de misère que dans les villes.

La population de l'arrondissement de Verdun est essentiellement agricole. La culture de la vigne et l'exploitation des forêts occupent aussi un certain nombre de bras. Fort laborieux en général, l'homme de la campagne est économe et n'use pas toujours d'une nourriture suffisamment réparatrice. Je ferai, à cette occasion, une observation qui n'est pas sans importance. On se figure le villageois bien plus vigoureux qu'il ne l'est réellement; toute sa force gît dans les muscles; aussi, vient-il à tomber malade, il est bien plus promptement abattu, bien plus vite enlevé, il offre bien moins de résistance vitale que le bourgeois ou l'ouvrier des villes non manufacturières; car, dans celles-ci, on ne rencontre que trop souvent des sujets énervés par des excès de toute nature, ou épuisés par suite des privations qu'entraîne la misère.

Cette remarque, faite par mon père dans le cours de sa longue et honorable carrière médicale, remarque dont j'ai pu vérifier la justesse depuis plus de trente ans que j'exerce, doit être prise en sérieuse considération. Il faut en conclure que les émissions sanguines sont rarement indiquées, souvent même très nuisibles dans les maladies des gens de la campagne.

J'ai dit que l'arrondissement de Verdun pouvait passer pour salubre; en effet, on n'y connaît d'autres maladies endémiques que les affections vermineuses qui, à la vérité, sont fort communes, même comme maladies essentielles. Les fièvres intermittentes ne sont point rares non plus dans le voisinage de la Meuse, rivière sujette à de fréquents débordements, et dans les plaines de l'est, où elles se montrent quelquefois fort rebelles; l'hydrocéphale aiguë, désignée par les bonnes femmes, tantôt sous le nom de catarrhe convulsif, tantôt sous celui de catarrhe dormant, enlève, surtout entre les deux dentitions, un très grand nombre d'enfants; enfin, on rencontre dans certaines localités des cantons de Clermont et de Varennes quelques personnes, des femmes principalement, portant des goîtres volumineux. Cette hypertrophie, cette dégénérescence du corps thyroïde est attribuée, non sans raison peut-être, à la mauvaise qualité des eaux de puits. Une analyse exacte de ces eaux n'a pas encore été faite; elle pourrait, je crois, fournir des indications utiles.

Je ne connais point de maladie professionnelle dans notre pays, à moins qu'on ne considère comme telle la carie dentaire qui attaque inévitablement et de très bonne heure les ouvriers employés dans les confiseries et les fabriques de dragées dont il existe un certain nombre à Verdun. Cette carie, attribuée à un *mordant*, à un acide particulier qui émane du sucre en fusion, ronge de préférence l'émail des dents de la mâchoire supérieure et les fait tomber par éclats.

Quant aux maladies épidémiques, les plus fréquentes, sans contredit, sont les fièvres dites typhoïdes, que l'on observe tous les ans, tantôt sur un point, tantôt sur un autre, mais sans qu'elles fassent de grands ravages, car il est rare que l'on perde plus d'un malade sur huit ou dix. Après les fièvres typhoïdes viennent la dysenterie, les esquinancies, la fièvre miliaire, promptement mortelle lorsque l'éruption est de nature pourprée, la rougeole, la scarlatine, la coqueluche, dont les suites sont quelquefois si funestes, et enfin la variole, que la vaccine n'a pas encore complétement extirpée. L'arrondissement a été visité, en 1813-1814, par le typhus des armées qui, j'ai le droit de le dire, était extrêmement *contagieux;* en 1832 et en 1849, par le choléra, et, à cette dernière époque, par la suette, dont j'aurai bientôt quelques mots à dire. J'ajouterai que l'on a observé, il y a cinq ou six ans, sur les militaires d'une des casernes de Verdun, un certain nombre de cas de cette affection pernicieuse que les *localisateurs* ont nommée méningite cérébro-spinale, et qu'il n'est pas rare de voir des enfants atteints de l'angine couenneuse que plusieurs médecins confondent avec le vrai croup. Cette méprise est heureusement de peu d'importance au point de vue thérapeutique.

Maintenant que je me suis suffisamment étendu sur la topographie médicale de l'arrondissement de Verdun, je vais m'occuper des effets désastreux de l'épidémie cholérique dont elle a été le théâtre en 1849.

Cette épidémie a débuté dans les premiers jours de juin, en éclatant presque simultanément sur deux points fort éloignés l'un de l'autre : à Mogeville et à Futeau. Six semaines plus tard elle pénétrait dans la vallée de l'Aire, se montrait à la même époque dans celle de la Meuse, au-dessus de Verdun, pour ne disparaître complétement qu'à la fin de novembre, après avoir porté la désolation dans vingt-cinq communes, abstraction faite de celles où l'on n'a eu à constater que des cas que l'on peut considérer comme isolés. L'épidémie générale a donc duré près de six mois, et, dans ce laps de temps, elle a attaqué 1832 personnes, dont 880, de tout âge et de tout sexe, ont succombé.

Le tableau ci-contre offre, en regard du nom de chaque localié, la date de l'apparition de l'épidémie, la durée de celle-ci, le chiffre de la population, le nombre des attaques, celui des décès, etc. A tous ces détails j'en ajouterai d'autres non moins exacts, accompagnés, quand l'occasion s'en présentera, de réflexions qui n'auraient pu trouver place dans un cadre synoptique :

N^os^ d'ordre.	NOMS DES COMMUNES ENVAHIES.	CANTONS RESPECTIFS.	DATE DE L'INVASION DE L'ÉPIDÉMIE.	DURÉE de L'ÉPIDÉMIE.	POPULATION.	NOMB. DES CAS.
1	Mogeville.	Etain.	5 juin.	36 jours.	439	81
2	* Futeau.	Clermont.	9 id.	75 id.	1060	72
3	Morgemoulin.	Etain.	29 id.	30 id.	308	19
4	* Montblainville.	Varennes.	24 juillet.	75 id.	654	91
5	Charpentry.	Id.	27 id.	14 id.	175	46
6	* Auzéville.	Clermont.	28 id.	56 id.	550	78
7	Louvemont.	Charny.	30 id.	23 id.	315	21
8	Sommedieue.	Verdun.	30 id.	69 id.	1231	36
9	Boureuilles.	Varennes.	2 août.	50 id.	1807	86
10	Islettes (les).	Clermont.	7 id.	66 id.	1275	77
11	Brabant.	Id.	8 id.	60 id.	346	31
12	Baulny.	Varennes.	8 id.	50 id.	180	45
13	Lachalade.	Id.	11 id.	37 id.	636	89
14	Genicourt.	Verdun.	12 id.	40 id.	405	54
15	* Rarécourt.	Clermont.	14 id.	45 id.	958	82
16	Cumières.	Charny.	29 id.	35 id.	315	40
17	* Verry.	Varennes.	5 septembre.	44 id.	735	76
18	* Clermont.	Clermont.	8 id.	60 id.	1530	235
19	* Cheppy.	Varennes.	13 id.	38 id.	680	99
20	Rambluzin.	Souilly.	22 id.	48 id.	464	11
21	Récourt.	Id.	30 id.	26 id.	334	40
22	* Avocourt.	Varennes.	4 octobre.	39 id.	1041	116
23	Villers.	Souilly.	4 id.	28 id.	336	66
24	Dieue.	Verdun.	4 id.	20? id.	890	20?
25	* Etain.	Etain.	8 id.	50 id.	3030	128
					18622	1739

NOMBRE DES DÉCÈS DU Sexe masculin	NOMBRE DES DÉCÈS DU Sexe féminin	NOMB. des Décès par commune.
17	21	38
22	26	48
7	"	7
36	42	78
11	8	19
25	26	51
3	5	8
19	12	31
15	18	33
27	27	54
7	9	16
11	11	22
33	31	64
7	4	11
21	44	65
4	5	7
17	16	33
34	47	81
5	17	22
2	7	9
8	6	14
14	20	34
12	14	26
5	4	9
31	25	56
393	443	836

NOMBRE DES DÉCÈS PAR CANTON.		
Charny (2 communes),		15
Clermont (6 communes),		315
Etain (3 communes),		101
Fresnes, néant.		
Souilly (3 communes),		49
Varennes (8 communes),		305
Verdun (3 communes),		51
		836
Décès isolés du sexe masculin,	21	44
Idem du sexe féminin,	23	
TOTAL GÉNÉRAL,		880

OBSERVATIONS.

Les 9 communes marquées d'un * avaient été plus ou moins maltraitées en 1832.

Les 44 décès isolés ont été signalés dans les villes de Varennes (13) et de Verdun (19), à Béthelainville (7), à Aubréville (4) et à Ornes (1). 4 de ces localités avaient été également visitées par la première épidémie.

Au nombre des cas il convient d'ajouter environ 93 attaques isolées, *éclaboussures* de la contagion, ce qui porte à 1832 le chiffre total des cas.

Avant d'aller plus loin, je ferai observer avec intention que les villages de Mogeville et de Futeau sont peu éloignés, le premier de Gremilly (arrondissement de Montmédy), et le second de Verrières et de La Grange-aux-Bois (département de la Marne), endroits qui déjà se trouvaient infectés; et que l'épidémie, qui a décimé plusieurs de nos communes de la vallée de l'Aire, exerçait depuis quelque temps de grands ravages dans la partie de cette même vallée qui se prolonge dans le département des Ardennes. J'ajouterai encore que presque partout la contagion s'est évidemment propagée de proche en proche, en citant pour exemple : Gremilly, Mogeville et Morgemoulin; Futeau, les Islettes et Lachalade; Rambluzin, Récourt et Villers; enfin le groupe considérable composé des communes du bassin de l'Aire. Si l'on conservait encore quelques doutes sur ce point, ce qui se passe en ce moment dans le canton de Souilly, si cruellement éprouvé, ne suffirait-il pas pour les dissiper.

J'ai dit que l'épidémie de 1849 n'avait pas fait moins de 880 victimes; ce nombre ne s'était élevé qu'à 655 en 1832. Cependant le public s'est beaucoup plus effrayé de la première épidémie que de la seconde, tant il est vrai que l'homme finit par se familiariser avec le danger. Il est bon d'observer aussi qu'en 1849 les esprits étaient fortement préoccupés par les événements politiques.

Voici, au reste, sur la mortalité cholérique de 1832 dans l'arrondissement de Verdun quelques détails que l'on ne me saura pas mauvais gré sans doute de reproduire ici et dont je puis garantir l'exactitude, puisqu'ils sont officiels :

COMMUNES ENVAHIES.	NOMBRE DE DÉCÈS PAR COMMUNE ET PAR CANTON.			OBSERVATIONS.
Fleury.......	10	Charny	70	Les communes marquées d'un * ont été visitées de nouveau par l'épidémie de 1849.
Fromeréville..	10			
Ornes.......	50			
* Aubréville....	33	Clermont	154	Le nombre des décès du sexe féminin a dépassé celui du sexe masculin dans la proportion de 27 à 23.
* Auzéville	32			
Le Claon.....	6			
* Clermont	11			
Froidos......	31			
* Futeau	6			
Le Neufour...	9			
Neuvilly	22			
* Rarécourt....	4			
* Etain........	78	Etain	78	
Nixéville.....	6	Souilly	6	
* Avocourt	103	Varennes	243	
* Cheppy......	11			
* Montblainville.	6			
* Varennes.....	100			
* Verry.......	23			
* Verdun......	92	Verdun	92	
20 communes.		TOTAL..	643	
		Décès isolés	12	
		TOTAL GÉNÉRAL	655	

C'est un fait bien digne de remarque que, sur les vingt communes ravagées par l'épidémie de 1832, il y en a douze qui ont été visitées de nouveau par celle de 1849, et qu'à ces deux époques le fléau s'est particulièrement acharné sur les cantons de Clermont et de Varennes et sur la ville d'Étain. N'est-il pas étonnant, en outre, que le canton de Fresnes, le plus populeux après celui de Verdun, et qui, à tort ou à raison, ne passe pas pour le plus salubre, ait été complètement épargné par la contagion ?

Je reviens au choléra de 1849. Les 25 localités qu'il a envahies, considérées sous le rapport de la nature géologique des terrains, de l'état de sécheresse ou d'humidité du sol, de l'élévation des lieux, de leurs divers aspects, du voisinage des forêts, de celui des cours d'eau, enfin de leur salubrité intérieure, offrent, on va le voir, des différences nombreuses et même les contrastes les plus frappants :

1° 12 reposent sur le calcaire, 5 sur un sol marno-calcaire, 3 sur l'argile, 3 sur un terrain argilo-siliceux et 2 sur les alluvions de la Meuse ;

2° Le sol est assez sec dans 15 de ces localités, plus ou moins humide dans les autres ;

3° 3 sont situées sur des hauteurs, 6 sur des terrains en pente ou accidentés, 7 dans des plaines ou des vallées, 7 dans des vallons, 2 dans des gorges étroites ;

4° 7 se trouvent en pays découvert, 16 à une distance moyenne de 1500 mètres des bois ; 2 sont enclavées dans les forêts ;

5° 2 sont placées sur la Meuse, 1 sur l'Orne et 4 sur l'Aire ; les autres, à l'exception de Louvemont, de Montblainville et de Clermont, sont situées sur des ruisseaux ou traversées par de petits cours d'eau; toutes sont éloignées des eaux stagnantes;

6° 3 ont leur aspect au sud, 3 à l'ouest, 3 au sud-ouest, 1 au nord, 1 au nord-est, 1 au nord-ouest, 1 au sud-est, 1 à l'ouest et au sud-est, 1 au sud-ouest et au nord-ouest, 1 à toutes les expositions, 9 enfin sont situées sur un terrain presque plat. En résumé, les expositions au sud et à l'ouest sont celles qui dominent;

7° Se trouvent dans des conditions de salubrité excellente, 2; bonne, 15; médiocre, 6; mauvaise, 2.

Souvent il a été facile de constater d'une manière positive que l'importation de l'épidémie devait être attribuée à un étranger malade ou arrivant d'un endroit suspect. C'est ainsi que la contagion a été introduite à Mogeville par une femme de Gremilly (ce village lui-même avait été infecté par un parisien); à Futeau, par un marchand de volailles; à Genicourt, par un voyageur; à Rarécourt, par une moissonneuse d'Aubréville; à Dieue, par des ouvriers terrassiers travaillant au chemin de Villers; à Étain, comme je déjà dit, par un postillon, etc., etc.

Le chiffre des décès, relativement à celui des attaques, a présenté, suivant les localités, des différences considérables. A Montblainville, par exemple, il s'est élevé à 84 pour 100, tandis que dans un grand nombre d'endroits il n'a pas atteint 40 ni même 30 pour 100. Cette énorme disproportion n'a jamais existé que sur le papier; elle provient uniquement de ce qu'en certains lieux on inscrivait sur les bulletins sanitaires comme cholériques *véritables* des sujets qui n'étaient atteints que de la cholérine ou d'embarras gastriques.

La mortalité cholérique entre les cantons et par mille habitants a été répartie de la manière suivante :

Canton de Fresnes	0
Id. de Charny	2
Id. de Verdun	4
Id. de Souilly	6
Id. d'Étain	8
Id. de Clermont	30
Id. de Varennes	34

Les cantons de Clermont et de Varennes, dont la population réunie est loin de former le quart de celle de l'arrondissement, ont fourni à eux seuls les trois quarts des décès. Déjà, en 1832, les trois cinquièmes de la mortalité avaient formé le contingent de ces deux malheureux cantons.

Sur 100 décès, 53 appartiennent au sexe féminin. Cette proportion avait été un peu plus forte en 1832.

Voici maintenant la répartition de la mortalité suivant les différents âges et sur 100 décès :

De la naissance à 5 ans	14 50
De 5 ans à 15	7
De 15 ans à 25	7 75
De 25 ans à 40	15 25
De 40 ans à 60	27
Au-dessus de 60 ans	28 50
Total	100

Mortalité suivant les diverses professions. — Partout, sans exception, la mortalité a pesé de préférence sur la classe des manœuvres ; viennent ensuite les cultivateurs, les bûcherons, les bergers, les tisserands, les maréchaux-ferrants et autres gens de métier. Comme, à l'exception des villes d'Étain et de Clermont, le fléau n'a envahi que des communes rurales, on n'a compté parmi ses victimes qu'un très petit nombre de personnes exerçant une profession ou ayant reçu une éducation libérale. Le corps médical n'a eu à regretter qu'un seul de ses membres, M. le docteur Caillet, de Clermont, enlevé le 14 septembre, après quelques heures de maladie.

Dans la plupart des localités, à Mogeville, à Rarécourt, à Avocourt, à Clermont, etc., le choléra a attaqué de préférence les rues fangeuses et les maisons basses, malpropres et surtout mal aérées. A Lachalade et à Montblainville, au contraire, ce sont les quartiers les plus salubres qui ont le plus souffert. A Étain, la contagion ne s'est montrée que dans trois rues, et à Clermont elle n'a pas pénétré dans les rues habitées par les personnes vivant dans l'aisance; enfin, à Louvemont, les maisons éloignées de l'agglomération centrale ont été épargnées par l'épidémie.

Considéré sous le rapport de la nature de ses symptômes, le choléra de 1849, quoi qu'on en ait dit, n'a pas sensiblement différé de son devancier. Quant à l'épidémie actuelle, elle semble offrir un moins grand nombre de cas foudroyants; mais, en revanche, les réactions franches ne s'obtiennent pas facilement. En résumé, le fléau asiatique n'a rien perdu de sa *malignité* primitive.

Pour compléter ce que j'avais à dire sur les effets de l'épidémie cholérique de 1849 dans l'arrondissement de Verdun, je ne puis me dispenser de consacrer quelques pages à une maladie que bien des personnes ont rattachée au fléau asiatique; je veux parler de la *suette*.

Cette maladie, que nous autres médecins du pays ne connaissions pour ainsi dire que de nom, et que le peuple, qui n'en avait jamais entendu parler, a considérée, tantôt comme une affection nouvelle, tantôt comme une *transformation* du choléra lui-même, a non-seulement accompagné celui-ci (surtout à son déclin) partout où il s'est montré, mais a régné en outre dans un grand nombre d'endroits où il n'a pas paru. Or, cette coïncidence des deux épidémies, coïncidence qui se reproduit encore en ce moment, est fort remarquable. Il y a plus : on observe constamment dans la suette dont il est question des accidents spasmodiques, quelquefois même pernicieux, qui indiquent évidemment un état morbide des centres nerveux qui sont le siége probable du choléra. Ce fait ne mérite-t-il pas d'être pris en sérieuse considération?

Je ne suis donc pas éloigné aujourd'hui de penser avec un grand nombre de mes confrères que la suette *qui se montre en même temps que le choléra* n'est rien autre chose qu'une sorte de choléra modifié par le climat, la saison ou par toute autre circonstance; c'est un choléra où le *travail*, au lieu de s'effectuer intérieurement, se porte à l'extérieur. Voici, en d'autres termes, la définition que me donnait de cette maladie un bon curé de campagne; il me disait : « la suette est un choléra renversé, où le venin, au lieu de se jeter sur les entrailles, sort par la peau. »

La suette qui accompagne le choléra est une fièvre à redoublements irréguliers, caractérisée par des bouffées de chaleur et des sueurs excessives, avec ou sans éruption de petits boutons à la peau. Cette fièvre, dont la durée est de huit à dix jours, plus ou moins, est accompagnée en outre de ce que les malades appellent un bouleversement au creux de l'estomac, savoir : des palpitations à l'épigastre, une oppression considérable de poitrine et une anxiété précordiale extrême. Ces symptômes, qui se reproduisent fréquemment pendant le cours de la maladie, sont plus ou moins graves, suivant l'intensité de celle-ci.

Quoi qu'il en soit de sa nature, la suette épidémique de 1849 s'est montrée généralement si bénigne (il en est encore de même de celle qui règne en ce moment), qu'à Louvemont, par exemple, sur cinquante-six malades, pas un n'a succombé. Il n'en a été autrement que dans une seule localité, à Sommedieue, où, sur soixante-douze personnes attaquées, on n'a pas compté moins de quatorze victimes; mais celles-ci, il faut le dire, avaient été traitées par les saignées et les sudorifiques. Si je fais cette observation, c'est uniquement pour signaler le danger d'une médication désapprouvée avec raison par l'Académie impériale de médecine.

Voici le traitement que réclame la suette *cholérique*, qu'il ne faut pas confondre avec celle du moyen-âge, ni même, je crois, avec la suette picarde :

S'il existe des symptômes saburraux, et c'est presque toujours ce qui a lieu, un vomitif sera administré au début;

On prescrira en même temps des tisanes délayantes et même légèrement acidulées ou nitrées, et des lavements émollients;

Les symptômes nerveux ou pernicieux seront combattus par les antispasmodiques, les opiacés et surtout par les lavements purgatifs. Ces lavements, j'en ferai en passant l'observation, m'ont quelquefois réussi

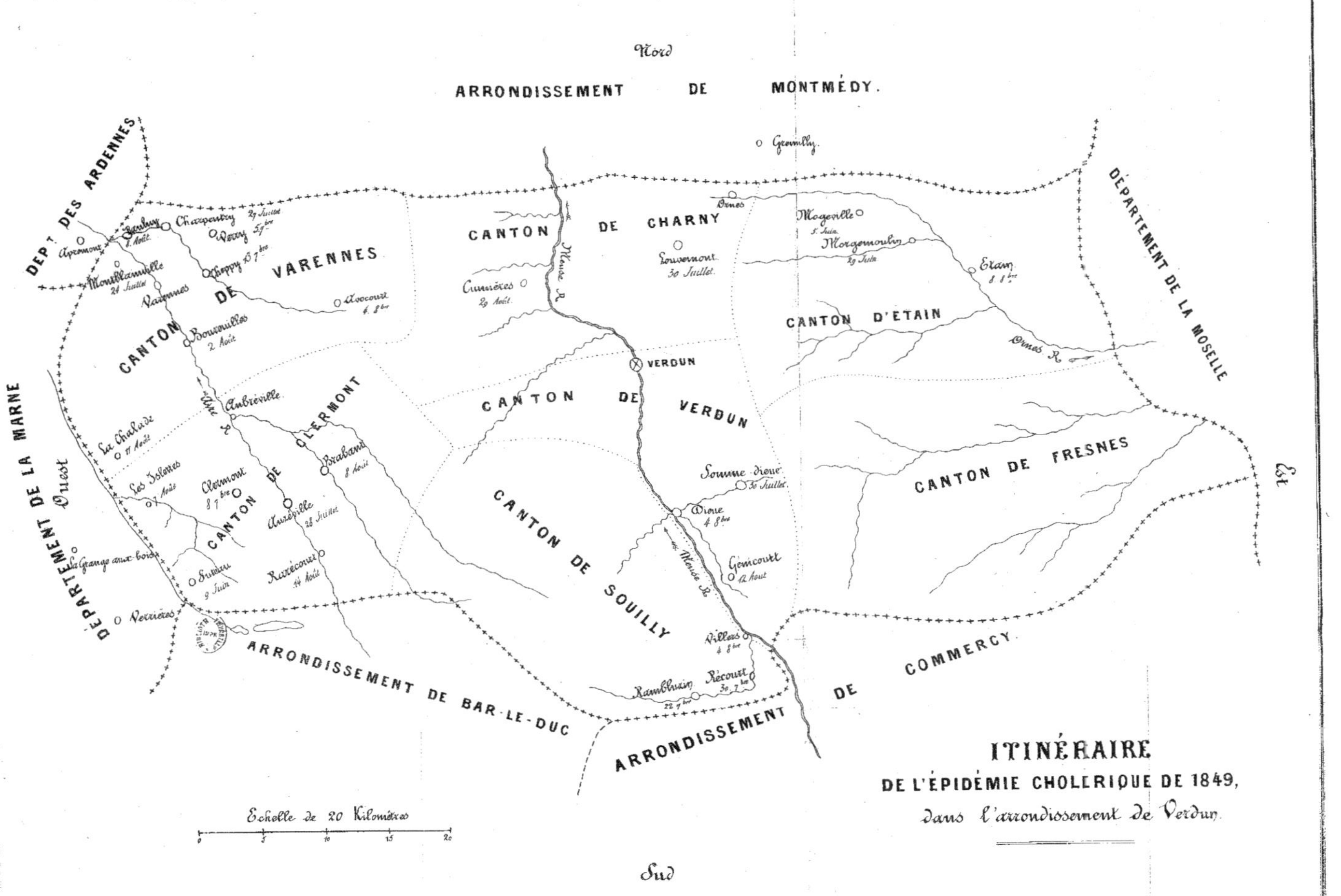

ITINÉRAIRE
DE L'ÉPIDÉMIE CHOLÉRIQUE DE 1849,
dans l'arrondissement de Verdun.

www.ingramcontent.com/pod-product-compliance
Ingram Content Group UK Ltd.
Pitfield, Milton Keynes, MK11 3LW, UK
UKHW020205200726
13856UKWH00003B/1208

9 782012 880962